张流波 刘 民 吴 敬/主编

爱健康讲卫生问与答

AIJIANKANG JIANGWEISHENG WEN YU DA

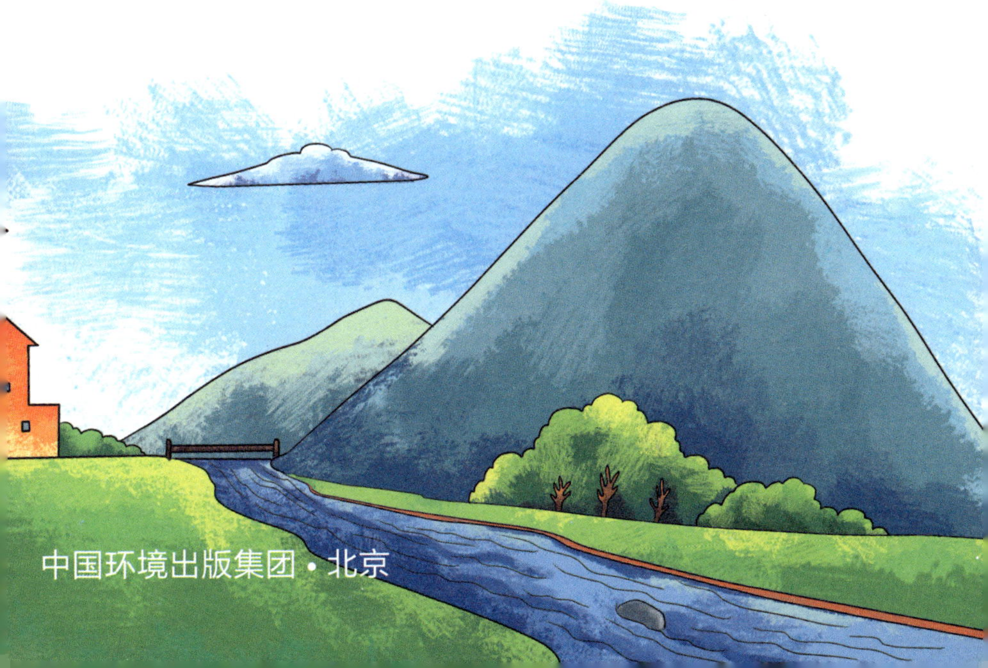

中国环境出版集团·北京

图书在版编目（CIP）数据

爱健康讲卫生问与答 / 张流波，刘民，吴敬主编 . -- 北京：中国环境出版集团，2020.3

（居民卫生健康知识丛书）

ISBN 978-7-5111-4319-8

Ⅰ．①爱… Ⅱ．①张… ②刘… ③吴… Ⅲ．①保健－基本知识 Ⅳ．① R161

中国版本图书馆 CIP 数据核字 (2020) 第 047294 号

出 版 人　武德凯
责任编辑　赵楠婕
责任校对　任　丽
装帧设计　彭　杉

出版发行　中国环境出版集团
（100062 北京市东城区广渠门内大街 16 号）
网　　址：http://www.cesp.com.cn
电子邮箱：bjgl@cesp.com.cn
联系电话：010-67112765（编辑管理部）
010-67162011（第四分社）
发行热线：010-67125803，010-67113405（传真）

印　　刷　北京中科印刷有限公司
经　　销　各地新华书店
版　　次　2020 年 3 月第 1 版
印　　次　2020 年 3 月第 1 次印刷
开　　本　880×1230　1/32
印　　张　3
字　　数　50 千字
定　　价　12.00 元

编委会

主　编

张流波　　中国疾病预防控制中心环境所

刘　民　　北京大学公共卫生学院

吴　敬　　中国健康教育中心

执行主编

么鸿雁　　中国疾病预防控制中心

武　文　　河南省洛阳市卫生健康委员会

李　勇　　广东省深圳市南山区疾病预防控制中心

胡国力　　中国建材市场协会人居健康分会

副主编

刘　霞　　中华预防医学会

刘正权　　北京人居健筑工程技术研究院

王琦琦　　中国疾病预防控制中心

刘　珏　　北京大学公共卫生学院

于石成　　中国疾病预防控制中心

编　委

王增珍　华中科技大学同济医学院
黄　华　河南省爱国卫生运动委员会办公室
张　梦　中国疾病预防控制中心
赵　奇　河南省疾病预防控制中心
王　萍　湖南省卫生健康委员会信息统计中心
李　君　河南省南阳市疾病预防控制中心
胡跃华　中国疾病预防控制中心
皮晚笛　中国疾病预防控制中心
钱　玲　中国健康教育中心
郑文静　中国疾病预防控制中心
张姣姣　中国疾病预防控制中心
姚安琪　天津医科大学
亓　晓　中国疾病预防控制中心
孙谨芳　中国疾病预防控制中心
张　静　中设筑邦（北京）建筑设计研究院有限公司

前言

发生新型冠状病毒肺炎疫情以来，各级党委和政府在党中央统一领导下，坚持依法防控，统筹推进，积极动员全社会参与，坚决打赢疫情防控的人民战争、总体战、阻击战。在全民参与过程中，广大人民群众的疫情防控意识、清洁卫生意识得到空前提高，大家主动参与、协同配合，有效切断了病毒传播途径，为战胜疫情发挥了重要作用。

应对新型冠状病毒肺炎疫情的实践再次证明，每个人是自己健康的第一责任人，预防是最经济最有效的健康策略。在世界卫生组织的一项研究中也发现，在影响健康的因素中，行为和生活方式因素占 60%、环境影响因素占 17%、生物学因素占 15%、医疗服务因素仅占 8%。也就是说，个人获得健康最简单也是最有效的方法和策略，就是培养健康的生活方式，把健康融入生活的方方面面。多年来，党和政府积极引领推动，专家学者、新闻媒体一再呼吁大众养成科学健康的卫生习惯，做自己健康的守护人，但效果不甚明显。抗击新型冠状病毒肺炎疫情，既是对我国治理体系和治理能力的一次大考，也是对 14 亿中国人科学素养、健康素养的一次大检验，给所有人上了真实、生动的一课，显示出每个人养成科学健康的卫生习惯的重要性，显示出每个人作为第一责任人管理自己健康的重要性，也印证了“习惯若不是最好的仆人，它便是最坏的主人”这一深刻道理。

破形式易，变人心难。一个习惯的背后，往往是生活方式、文化观念的漫长延续。就拿吃饭来说，围桌合餐在中国人的观念里是一种情感交流方式，如今突然要改，多少会有些不适。再比如，裸打喷嚏一直颇为常见，现在突然要求用肘部或纸巾掩住口鼻，可能有人会觉得有点矫情。但时代进步了，健康理念升级了，我们的卫生习惯自然要随之更新。这非但不会让人变得生分，反而凸显了对别人的尊重。心理学实验研究表明，习惯的养成其实并不难，只需要20多天有意识的重复。从这个角度来说，只要每个人都主动在意识层面除旧布新，健康文明的卫生习惯便能在日拱一卒中成为自然和自觉。

当然，重塑健康文明的卫生习惯，既依赖于每个人掌握科学的健康卫生知识，加强个人自律，也少不了外部的制约和监督。正是基于为大众编写一本集科学性、通俗性、时代性于一体的健康卫生科普读物，帮助大众养成健康文明的卫生习惯，做自己健康守护人的目的，在全国爱国卫生运动委员会办公室指导下，中国环境出版集团联合中国疾病预防控制中心爱国卫生运动工作技术指导处，组织专家编写了《爱健康讲卫生问与答》一书。从卫生习惯、心理健康、人居环境、病媒生物防控等四部分入手，务求科学准确、实用便捷、通俗简明，以问答方式，有针对性地逐一回应大众关心的健康卫生问题。

只有每个人承担起自己健康第一责任人的责任，从自身做起，不断提升健康素养和文明程度，加强自我管理和自我约束，自觉遵守相关制度和规定，才能深刻理解健康文明的卫生习惯的精髓内涵，将“预防是最经济最有效的健康策略”落到实处，变被动接受医疗救治为主动健康管理，才能使每个人真正成为自己身体的主人、健康的主人，并激发起亿万人民的磅礴力量，将健康中国的美好蓝图彰显在世人面前。

编　者

2020 年 3 月

目 录

卫生习惯篇 /1

人居环境篇 /43

病媒生物防控篇 /61

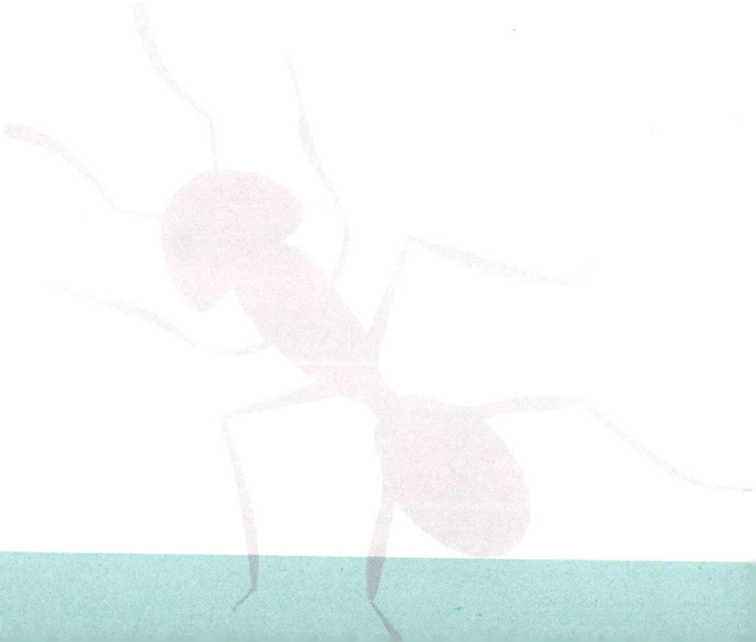

卫生习惯篇

WEISHENG
XIGUAN PIAN

1. 什么是“健康四大基石”？

针对影响现代人健康的不良行为与生活方式，世界卫生组织提出了“健康四大基石”理论，即合理膳食、科学运动、戒烟限酒、心理平衡。

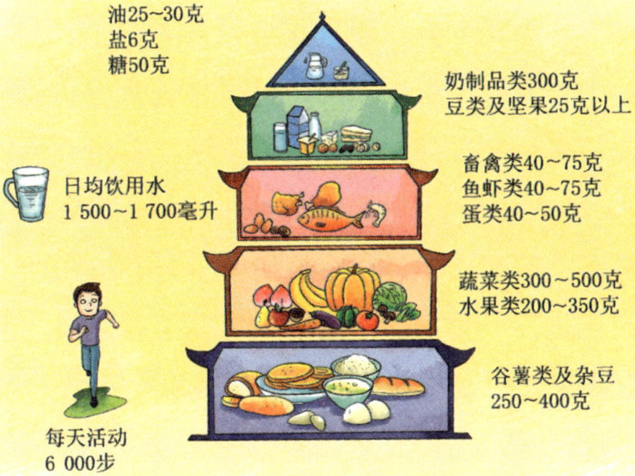

2. 良好的卫生习惯包括哪些基本内容?

（1）饭前便后要洗手，外出归来要洗手。（2）衣服、被褥要勤换洗。（3）要勤洗澡，勤剪指甲。（4）食物要新鲜，烧熟煮透。（5）生吃瓜果要洗净。（6）早晚要刷牙，定期检查口腔健康状况。（7）咳嗽、打喷嚏时要用手肘或纸巾遮掩口鼻。

3. 良好的生活起居卫生习惯有哪些？

按时睡，按时起，每天应睡足 8 小时，夏季保证午休 30～60 分钟。睡前不要吃得太饱，喝得太多，玩得太累。平时保持坐、立、行走的正确姿势等。

4. 良好的饮食卫生习惯有哪些？

定时定量，营养要全面。膳食应当以谷类为主，多吃蔬菜、水果和薯类，注意荤素、粗细搭配。提倡每天食用奶类、豆类及其制品。膳食要清淡，要少油、少盐、少糖，食用合格碘盐。不偏食、不挑食，吃饭要专心、保持心情愉快、细嚼慢咽。不吃零食、不吃霉烂变质等不洁食物。生、熟食品要分开存放和加工，不吃超过保质期的食品。不喝生水，生吃瓜果蔬菜要洗净。讲究饮水卫生，每天适量饮水。

5. 怎样才能睡得好？

（1）保持规律的作息时间。睡前心境平和，不要开着电视入睡。（2）维持舒适的睡眠环境。例如保持卧室温、湿度适宜，能够有效隔绝噪声，悬挂遮光效果好的窗帘，选择软硬适中的床垫、高度适宜的枕头，保持床单、被套的清洁卫生等。（3）晚餐七分饱为宜。睡前禁喝茶、可乐、咖啡等。为避免起夜，晚餐后少喝水及饮料。睡前 2 小时内不做剧烈运动，避免大脑兴奋。（4）不可佩戴隐形眼镜及金属首饰睡觉。女性睡前一定要脱下胸罩。

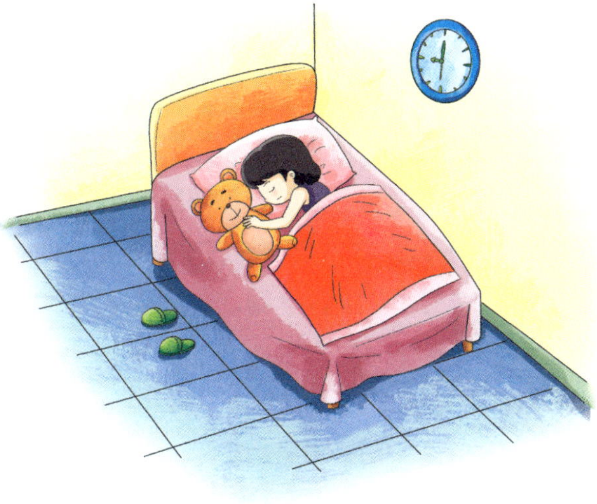

6. 良好的用眼卫生习惯有哪些？

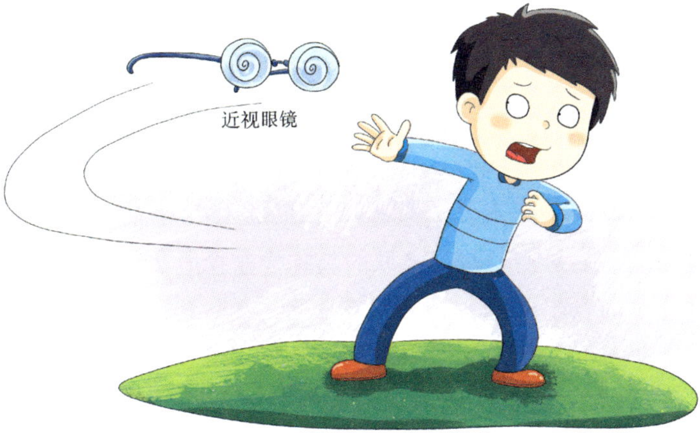

读写坚持三个“一”：眼离书本一尺，握笔手指离笔尖一寸，胸离桌沿一拳。不要长时间看电视，尽可能少玩平板电脑和手机等电子数码产品，勤做眼保健操。

7. 如何保持口腔卫生？

（1）恰当选用牙刷、牙膏。选择刷毛柔软、排列合理、刷头较小、顶端圆钝的保健牙刷，牙刷使用 1～2 个月后应及时更换。根据口腔健康需要选择牙膏，可以选择防龋效果最明显的含氟牙膏，或具有抗敏、抑制牙菌斑及抗牙结石等其他功效的牙膏。（2）采用正确刷牙方法。上牙从上往下刷，下牙从下往上刷，上后牙内侧从上往下刷，下后牙内侧从下往上刷，咬合面要来回刷。保证一人一刷一口杯，早晚各刷一次牙。（3）每年至少进行 1 次口腔健康检查，一次洁牙。（4）少吃糖、少喝饮料、不吸烟。

8. 为什么要每天洗脸刷牙并经常洗澡？

洗脸刷牙建议每天 2 次，早晚各 1 次，先刷牙后洗脸。晚上必须刷牙，因为口腔里面的食物残渣隔夜以后会滋生很多细菌。早上洗脸是因为睡了一晚脸上有分泌的油脂和其他的新陈代谢产物。晚上洗脸是因为要清洗白天脸上积存的污垢。

洗澡是基本的个人卫生要求。洗澡能清除汗垢油污、消除疲劳、舒筋活血、改善睡眠，提高皮肤的新陈代谢功能和抗病力。

9. 为什么要勤换衣服，勤洗床上用品？

衣服的基本作用是防寒保暖，人体皮肤每天新陈代谢会产生一些排泄物，若不勤换衣物，排泄物堆积在衣物上会滋生细菌，对人体健康造成危害。无论是枕头还是被子、床单，时间长了都容易滋生霉菌、螨虫，还会引发过敏、哮喘等呼吸道疾病。为了自身的健康，我们应该勤换衣服和床上用品。

10. 聚餐时是否需要使用公筷、公勺?

非常需要。在就餐过程中，不使用公筷、公勺，极易造成病菌传播，增加患病风险。为了遏制传染病通过餐饮用具传播，在外用餐都应使用公筷、公勺。家庭用餐也应提倡分餐制或配备公筷、公勺。

11. 为什么要勤洗手?

洗手是预防传染病最简便有效的措施之一，日常工作、生活中，人的手不断接触到被病毒、细菌污染的物品，如果不能及时正确洗手，病毒、细菌可能通过手污染口、眼、鼻的黏膜，进入人体，导致生病。因此，通过洗手保持手部清洁卫生，可以有效降低感染疾病的风险。

12. 什么情况下需要洗手?

以下情况必须洗手：外出归来，戴口罩前及摘口罩后，接触过泪液、鼻涕、痰液和唾液后，咳嗽、打喷嚏用手遮挡后，护理患者后，饭前便后，接触公共设施或物品后（如扶手、门把手、电梯按钮、钱币、快递等物品），抱孩子和喂孩子食物前后，处理婴儿粪便后，接触动物或处理动物粪便后等。

13. 购买洗手液时要注意什么？

洗手液品牌很多，购买时要注意生产厂家、有效日期等是否符合规定，应根据用途来选择不同功能的洗手液，如选择免洗的、抗菌的等。

14. 你知道洗手的正确方法吗？

正确的洗手七步法是：第一步：打开水龙头，用流水湿润双手，涂抹洗手液（或肥皂），掌心相对，手指并拢相互揉搓，搓出泡沫。第二步：手心对手背沿指缝相互揉搓，双手交换进行。第三步：掌心相对，双手交叉沿指缝相互揉搓。第四步：弯曲各手指关节，半握拳把指背放在另一手掌心旋转揉搓，双手交换进行。第五步：一手握另一手大拇指旋转揉搓，双手交换进行。第六步：把指尖合拢在另一手掌心旋转揉搓，双手交换进行。第七步：一手揉搓另一手的手腕、手臂，直至肘部，双手交换进行。

揉搓时间不少于 20 秒。揉搓后用清水将双手彻底冲洗干净，并用干净的毛巾或纸巾擦干双手。

15. 使用公共洗手间应注意什么？

如厕前先洗手，不要用手直接接触卫生间门把手，随身携带的包和其他物品尽量不接触卫生间的地面、墙面和门板，可以挂在脖子或肩上。便池使用前冲一遍，如果是坐式马桶，使用一次性马桶垫或用湿纸巾擦拭马桶圈，也可用卫生纸垫在马桶圈上，不要蹲站在马桶上以免摔伤或造成破坏。如厕时，不要吸烟。如厕完，冲水后要认真洗手。

16. 打喷嚏、咳嗽、吐痰时要注意什么？

（1）打喷嚏、咳嗽时应用一次性纸巾遮掩口鼻，使用后的纸巾扔入垃圾桶，如果来不及准备纸巾，可弯曲手肘，用手肘处的衣物遮掩口鼻，尽量避免直接用手遮掩口鼻。（2）不随意向公共场所地上、人行道上及垃圾桶内吐痰，应将痰液包裹在一次性纸巾中，再将其扔进垃圾桶。（3）打喷嚏、咳嗽、吐痰后，尤其是在双手接触分泌物后，都应使用洗手液（或肥皂）和流动水清洗双手，清洗后用干净的纸巾或毛巾将手擦干，避免使用共用毛巾。

17. 如何正确选择口罩？

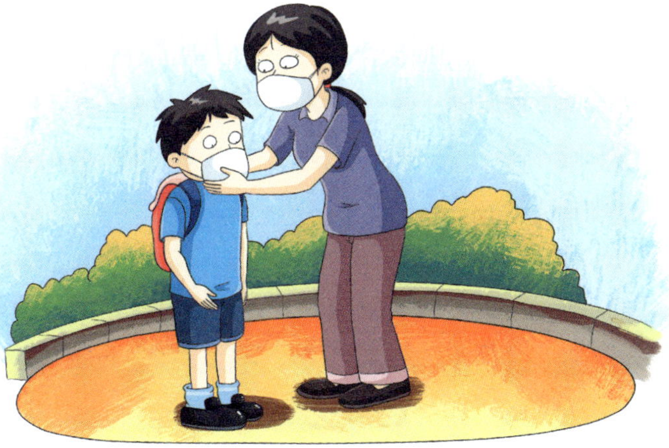

戴口罩是预防呼吸道传染病的重要措施。预防呼吸系统疾病时，建议选用医用口罩或医用外科口罩，不必选用 N95 口罩，不建议选用棉布口罩、纱布口罩和纸质口罩。

18. 如何佩戴口罩?

（1）洗净双手取出口罩。（2）鼻夹侧朝上（或褶皱朝下），深色面朝外。（3）上下拉开褶皱，使口罩覆盖口、鼻、下颌。（4）用双手压紧鼻梁两侧的金属条，使口罩上端紧贴鼻梁。（5）呼气检查口罩边缘是否充分贴合面部。（6）戴后应避免触摸口罩。（7）摘口罩时，不要接触口罩外面（污染面），做到摘后立即洗手。

19. 过量饮酒会对健康造成什么损害?

（1）酒精刺激胃黏膜，容易引起慢性胃炎。（2）会使大脑处于异常兴奋或麻痹状态，失去控制。（3）引起酒精脂肪肝，还可以继发肝硬化。（4）影响男性生育能力。（5）可引起女性月经紊乱，内分泌功能紊乱。（6）易引起酒精性心肌病。

20. 吸烟有哪些危害?

吸烟和二手烟暴露会导致癌症、心血管疾病、呼吸系统疾病等多种疾病。“低焦油卷烟”“中草药卷烟”不能降低吸烟带来的危害。任何年龄戒烟均可获益，戒烟越早越好，戒烟门诊可提供专业戒烟服务。

21. 为什么要经常开窗通风?

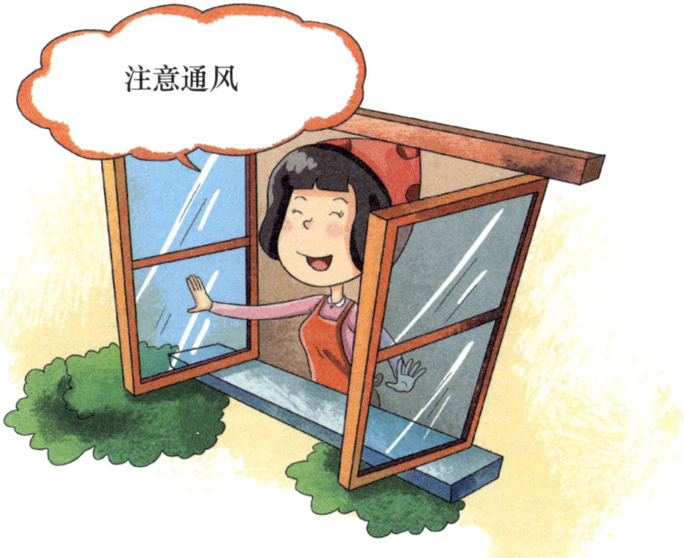

开窗通风是为了进行室内外空气的交换。居室、办公室、会议室等有人活动的室内，必须适当地通风换气，以改善室内空气质量、降低室内二氧化碳和有害气体的浓度，减少病原微生物和灰尘。

开窗通风的最佳时间一般为上午 9:00—11:00 点，下午 14:00—16:00 点。可每天通风 2 ～ 3 次，每次半小时以上。重污染天气就不要开窗通风了。

22. 如何清理家里的螨虫？

（1）经常清洗家里的床上用品。（2）多通风、多清扫，保持家庭环境洁净。（3）多给被褥晒太阳，并加以拍打。（4）使用生物除螨喷雾剂、菌螨净等产品。

23. 家里的洗衣机需要清洗吗？

需要。洗衣机有外筒和内筒之分，由于洗涤水在洗衣机夹层和内筒间流动，时间一长，夹层内就会堆积脏渍和污垢，并滋生大量病菌。洗衣服时，污垢、病菌等会被带入洗涤水中，对衣物形成二次污染。一般来说，在使用 3 个月后，就应该开始定期清洗了。现在的洗衣机一般有自清洗功能，可根据自己平时的使用时间，决定自己的清洗频率。使用 2 ～ 3 年时间后，可以请专业公司进行一次彻底清洗。

24. 家里厨房的抽油烟机多长时间清洗一次？

若每天在家做一次饭，可用抹布擦油网，一般 5 ～ 10 天需进行一次油网清洗；3 ～ 6 个月需对抽油烟机抽风扇进行清洗；抽油烟机的核心部分是叶轮，一般使用一年左右，叶轮就会沾满油污，此时应该请专业人员彻底清洗。抽油烟机如果长时间不清洗，带着油污超负荷旋转，不仅容易变形，噪声增大，影响抽烟效果，缩短抽油烟机寿命，还会对健康造成危害。

25. 饮水机怎么清洗？

家用饮水机使用时间一长，容易积尘，并使细菌大量繁殖。因此，一般每使用 3 个月应清洗消毒一次，用户可以自己动手清洗。

（1）拔去电源插头，取下水桶，打开饮水机后面的排污管口（一般为白色塑料材质的旋钮），排净余水。然后，再打开冷热水开关放水。放尽余水后关闭排污管口和冷热水开关。（2）取下饮水机内接触矿泉水桶的部分，用酒精棉仔细擦洗饮水机内胆和盖子的内外侧，为下一步消毒做准备。（3）按照去污泡腾片或消毒剂的使用说明书配置消毒水，导入饮水机，并使消毒水充盈整个腔体，留置 10 ～ 15 分钟。（4）打开饮水机的所有开关，包括排污管口和饮水开关，排净消毒液。（5）用清水连续冲洗饮水机整个腔体，打开所有开关排净冲洗液体。（6）放一杯水，闻闻有没有氯气味。如有，再放水，一直到闻不出任何气味才可以放心地使用。

26. 家庭小药箱里面建议配备哪些药品？

（1）普通感冒类用药。（2）外伤类用药。包括普通擦伤、创伤用药、外用止血类药物、蚊虫叮咬后适用药物等。（3）疼痛类用药。包括外用止痛药物、妇科痛经类药物等。（4）消化类用药。包括普通胃病药物、通便类药物、止泻类药物等。（5）其他药物。包括口腔溃疡类药物、皮肤类疾病药物等。如家中有患高血压、高血脂或是诸如此类疾病的病人，一定要根据医生指导，预备好药物（如速效救心丸等），以防病人出现突发情况。

27. 常用医用辅助工具类有哪些？

口罩、碘酒、脱脂棉球、无菌绷带、小剪刀、镊子、医用胶布、体温计、冰袋、创可贴等，这些小工具都是您日常生活家居必不可少的小帮手。

28. 家庭一般选用什么样的消毒剂？

（1）75% 酒精。这类消毒剂一般直接使用，擦拭或浸泡小件物品，擦拭物体表面、皮肤和手等。（2）含氯消毒剂。这类消毒剂应严格根据产品标签说明书进行使用，常用的居家消毒剂质量浓度为 250 ～ 500 毫克 / 升。可用于白色棉织物、耐腐蚀物品及物体表面的擦拭或喷洒消毒，或者用于小件物品的浸泡消毒。（3）免洗消毒剂。家用消毒剂要妥善保存，密闭瓶盖，放置在阴凉通风及儿童不易接触的位置。

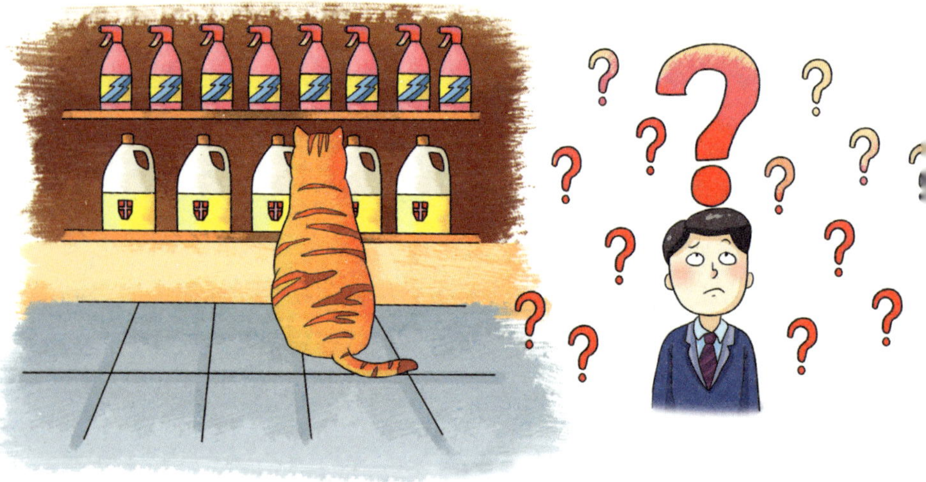

29. 家庭消毒要注意哪些地方？

（1）家具表面保持清洁。门把手、电话机、手机、电视遥控器、桌面、地面等经常接触的表面，每天清洁，必要时（如家中有身体状况不明客人来访等）可以用酒精或含氯消毒剂等擦拭消毒（按产品说明书使用），也可直接使用消毒湿巾。（2）口鼻分泌物处理。家人咳嗽、打喷嚏时要用纸巾掩住口鼻，用过的纸巾等垃圾要放入垃圾袋，并及时处理，其他家庭成员要避免接触。（3）食具、茶具、抹布等可煮沸 15 分钟消毒。

不要在室内大范围喷洒消毒剂。对于洗脸盆和厕所，只需在表面喷洒消毒剂，并应在消毒后用大量自来水冲洗，否则管网会受到腐蚀；地面排水沟和下水道，不要添加特殊消毒剂消毒，只需常冲洗即可。

30. 餐具煮沸消毒法的注意事项有哪些？

（1）消毒前应将物品清洗干净。易损坏的物品用纱布包好再放入水中，以免沸腾时互相碰撞。盘碗等应垂直放置，以利水气的对流。水面应高于物品，消毒器应加盖。（2）消毒时应自水沸腾后开始计算时间，一般需 15 ～ 20 分钟。（3）消毒过程中，水应保持连续煮沸，中途不得加入新的污染物，否则消毒时间应从水再次沸腾后重新计算。

31. 家庭使用消毒剂应该注意什么？

（1）片剂、粉剂消毒剂应于阴凉处避光、防潮、密封保存；水剂应于阴凉处避光、密闭保存。所需溶液应现配现用。（2）配制漂白粉等粉剂溶液时，应戴口罩和橡胶手套。该类消毒剂对织物有腐蚀和漂白作用，不应用于有色织物的消毒。（3）用消毒剂消毒餐具后，应及时用清水冲洗。（4）大量吸入可挥发性消毒剂要迅速从有害环境中撤到空气清新处，更换被污染的衣服，清洗手和其他暴露的皮肤。如大量接触或有明显不适的要尽快就医。

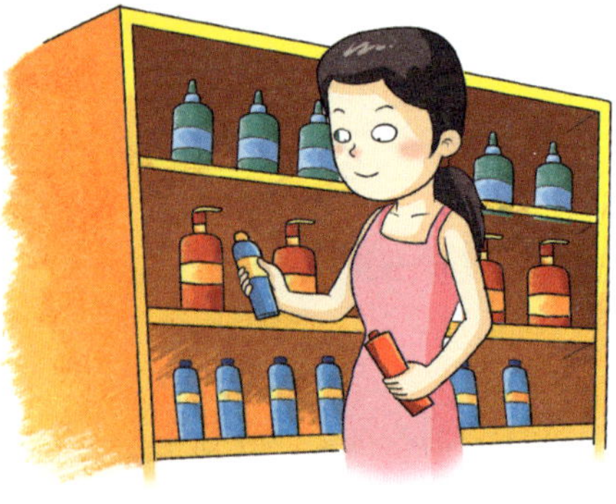

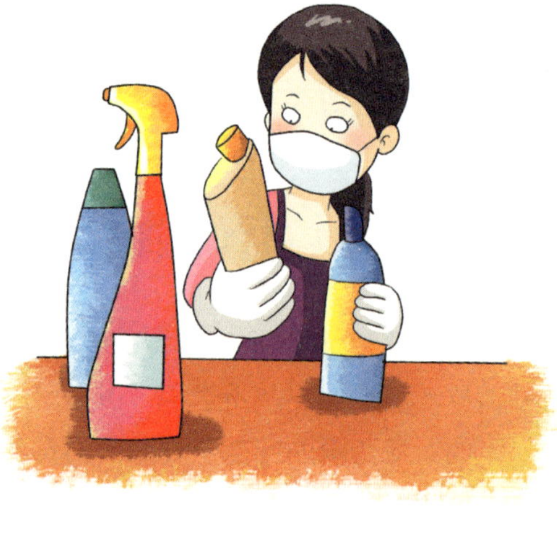

32. 饲养猫狗要注意哪些卫生问题？

家庭饲养宠物猫狗一定要注意清洁卫生，定时为它们洗澡、修剪趾甲、驱虫，特别是要注射疫苗。如果人被猫狗抓挠，应该用肥皂水和清水彻底冲洗被抓的皮肤，及时注射相关疫苗。孕妇应与宠物保持一定的距离，不逗猫狗，抚摸宠物后要及时洗手，避免接触宠物的粪便，注意预防如弓形虫病、钩端螺旋体病、猫爪热等人畜共患病。

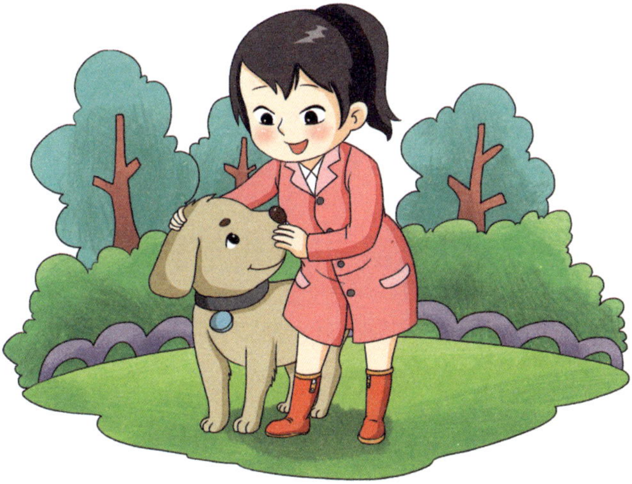

33. 居家如何保持婴幼儿健康？

跟孩子玩耍、抱孩子前，别忘记洗手。回家时把外套换掉，不要忽略手机和钥匙的清洁消毒。家里做到定期通风，每天要定时通风两到三次，每次 30 分钟以上。通风的时候，把孩子移出通风的房间，防止着凉。如果家长有呼吸道感染，一定要戴口罩，并注意正确洗手，进餐用公筷，做好居家消毒、清洁等工作。

34. 幼儿如何养成良好的饮食习惯?

（1）合理安排饮食，一日三餐加 1 ～ 2 次点心，定时、定点、定量用餐。（2）饭前不吃零食、不喝饮料等。（3）饭前洗手，饭后漱口，吃饭前不做剧烈运动。（4）尽早让孩子自己动手吃饭，自己使用筷、匙。（5）吃饭时专心，不边看电视或边玩边吃。（6）教会孩子一些用餐卫生和礼仪，比如口中有食物时不要说话，不要持筷子指指点点或在菜盘里挑菜，打喷嚏和咳嗽时要用餐巾纸掩着口鼻，把头转离餐桌。

35. 如何控制孩子看电视、玩手机、上网的时间?

（1）家长和孩子共同制定上网的时间限制和条件。（2）家里的电脑可以设置密码，在父母的允许下才可以用。（3）多安排一些孩子感兴趣的活动，如户外活动、体育运动、绘画、舞蹈、旅游等。（4）多进行一些亲子活动，如和孩子一起玩游戏、打球，一起外出购物等。（5）最好的方式还是让孩子主动认识到玩手机和上网多了不好。如果孩子思想上不改变，强制措施最多也只能起一时的作用。千万不要在孩子极度反感的情况下逼迫孩子，有时会适得其反。

心理健康篇

XINLI
JIANKANG PIAN

36. 什么是心理健康？

心理健康是指心理的各个方面及活动过程处于一种良好或正常的状态。心理健康的理想状态是保持性格完美、智力正常、认知正确、情感适当、意志合理、态度积极、行为恰当、适应良好的状态。

37. 怎么知道自己的心理是否健康？

一是智力是否保持在正常水平。二是能否控制好自己的情绪。三是意志上是否能做好自我管理。四是是否能够及时调整自己的行为方式。五是在人格结构上是否能完整统一。六是人际关系是否和谐。七是心理特点是否与年龄相符。

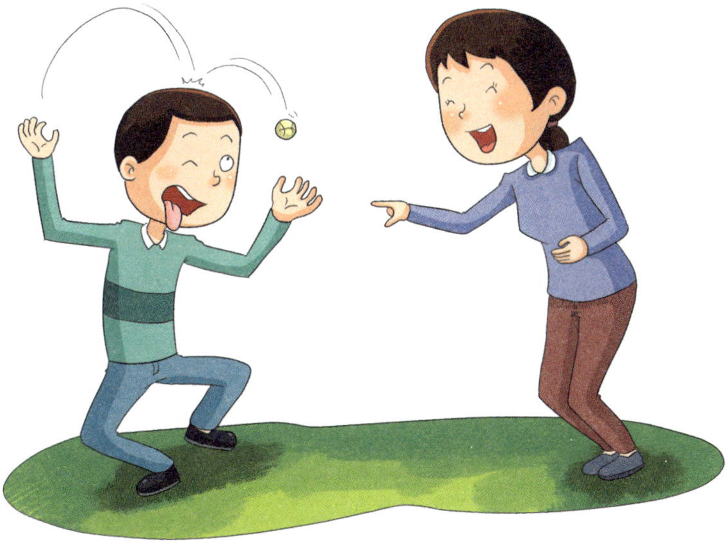

38. 适量运动有益于情绪健康吗？

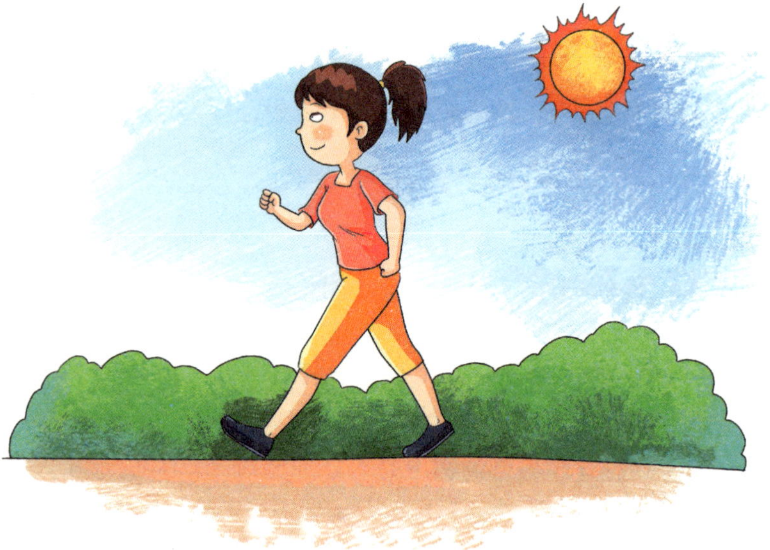

运动是健康生活方式的核心内容之一，对于心理健康也有帮助和益处。运动尤其是有氧运动时，大脑释放的化学物质内啡肽又称快乐激素，不仅具有止痛的效果，还是天然的抗抑郁药。太极拳、瑜伽等注重觉察和调整自身呼吸的运动有助于平静情绪、缓解焦虑。运动还可以提升自信、促进社会交往。坚持适量运动，每周三到五天，每天锻炼 30 分钟以上，对于预防和缓解焦虑、抑郁更为有效。如有必要，可寻求专业人员帮助，根据自身情况制定运动方案。

39. 哪些行为可能是心理疾病的征兆？

情绪发生变化，可能会变得沉默和悲伤，或者突然变得活泼和快乐；甚至欣喜若狂、易恼怒、脾气急躁、言语多、自我评价过高或夸大，出现离奇怪异的言谈、思想和行为，这些现象提示可能出现了心理疾病。

40. 如何缓解压力?

面对生活中的各种压力，应采取不同的科学方法缓解压力，不逃避，不消极。第一，调整自己的想法。找出导致不良情绪的消极想法；根据客观现实，减少偏激歪曲的认识。第二，积极寻求人际支持。选择合适的倾诉对象，获得情感和实际支持。第三，保持健康的生活方式。采用适量运动和培养健康的兴趣爱好等方式调节情绪。第四，正念减压。静坐、“扫描”身体，觉察压力与释放压力。判断什么是科学的减压方式，主要是看这种方式是否有利于更好地应对现实问题，是否有利于长远的心身健康。吸烟、饮酒、过度购物、沉迷游戏等，都是不健康的减压方式。

41. 出现失眠时应该怎么办?

失眠常见症状是入睡困难、睡眠质量下降和睡眠时间减少，记忆力、注意力下降等。当出现失眠时，我们应该：（1）看看近期是否压力过大。（2）养成固定的睡眠时间。（3）有什么麻烦事不要在晚上睡觉时想。（4）看看是否有其他疾病，如果有，需要到医院积极治疗。（5）睡前喝杯牛奶或用热水泡脚，晚上九点以后不要喝容易引起兴奋的饮料。（6）睡前静坐 15 ～ 30 分钟，开始把注意力放在呼吸上，然后将注意力转移到身体里，从上到下觉察身体的感受，让自己的神经系统安静和放松下来，会有利于睡眠。

42. 有心理问题如何处理？

心理问题不同于生理疾病，它是大脑中枢神经控制系统所引发的一系列问题，它会间接地改变人的性格、情绪及世界观等。当出现心理问题时，我们应该：（1）保持乐观、开朗、豁达的生活态度，把目标定在自己能力所及的范围内，调适对社会和他人的期望值。（2）建立良好的人际关系。（3）培养健康的生活习惯和兴趣爱好。（4）积极参加社会活动。

43. 什么是心理咨询与心理治疗？

心理咨询是指运用心理学的方法，为心理适应方面出现问题并寻求解决问题的求询者提供心理援助的过程。心理治疗是双方互动的过程，是由专业人员在法律认可下，使用心理治疗方法，来改善另一方的认知功能（思维异常）、情感功能（痛苦或情绪不舒适）、行为功能（行为的不恰当）等领域的功能缺失或功能不良带来的苦恼。

44. 怎样看待精神心理疾病患者?

对待精神心理疾病患者我们要有良好的心态。要知道，战胜自己的内心并不是一件容易的事，他们也在为回归正常做着巨大的努力，所以我们不要嘲笑或者歧视，有时候可能身边人的一个眼神、一个动作，都能成为压倒他们的最后一根稻草。

精神心理疾病患者经过有效治疗，症状得到控制后，可以承担家庭功能、工作职能与社会角色。把患者排除在正常的人际交往和工作环境之外，是不必要的，也是不恰当的，会为患者及其家庭带来新的压力。对于能够维持工作能力的精神心理疾病患者，为其提供适当的工作和生活环境，是有利于病情的好转和康复的。

45. 什么是强迫症？怎样预防和治疗？

强迫症是一组以强迫思维和强迫行为为主要临床表现的神经精神疾病，其特点为有意识的强迫和反强迫并存，一些毫无意义甚至违背自己意愿的想法或冲动反复侵入患者的日常生活。

预防强迫症的方法是：要养成良好的睡眠、饮食和运动习惯，增强身体的抵抗力、减轻精神压力、保持良好的精神状态。学会享受过程，不过分看重结果。学会顺其自然，对事情的结果有正确的认识。积极从事有益的文体活动，乐观生活。治疗强迫症需要求助专业的心理咨询师进行深度心理治疗，严重者需要医学治疗。

46. 应该如何对待焦虑和焦虑症？

焦虑是一种情绪反应，它有明确的焦虑对象，焦虑者知道这个情绪反应是因为什么而引起的。例如，疫情引发焦虑等。适度的焦虑情绪对于应对突发事件有帮助，当觉察到有焦虑情绪时可以通过音乐、绘画、运动、沟通交流、郊游等方式进行调节，一般可以获得良好的效果，严重者可寻求心理咨询。另外，随着导致焦虑事件的解决，焦虑也会自然地消失。而焦虑症则不同，第一，它是无缘无故的，没有明确对象和内容的焦急、紧张和恐惧；第二，它指向未来，似乎某些威胁即将来临，但是自己说不出究竟存在何种威胁或者危险；第三，它持续时间很长。焦虑症患者除了用上述调节焦虑方法进行自我心理调节外，还需要得到专业的心理辅导，严重者还需要同时接受药物治疗。

47. 应该如何对待抑郁和抑郁症？

抑郁是一种情绪反应，这种情绪一般是事出有因的，可以随着外界环境的变化而变化，一般不影响生活、工作与学习。当觉察到自己有抑郁情绪时要及时调节，如积极解决当下的问题、参加文体活动、远足旅行等。抑郁症又称抑郁障碍，是心境障碍的主要类型，没有明确的原因，是以情绪低落、闷闷不乐、兴趣减退、疲乏无力甚至悲观绝望、整天哭泣、有自杀冲动等为主要症状表现的疾病，影响生活、工作、学习与社会功能，持续时间至少两周，抑郁症需要专业的心理治疗，严重者需要配合药物治疗。个人要注意保持乐观，加强自我心理调节；积极参与社会活动；培养自己的兴趣爱好；规律起居饮食；多交朋友，感受朋友给自己带来的乐趣；积极参加运动，每天应适当参加一些体育运动。

48. 怎样预防和治疗神经衰弱症？

培养广泛的兴趣，注意劳逸结合。广泛的兴趣，不仅能增强大脑功能，提高工作效率，还可预防神经衰弱的发生；疲劳是人体的一种保护性反应，抑制是大脑的一种保护性措施，注意劳逸结合，可以防止过度兴奋引起神经细胞功能的衰竭。

49. 如何创建和谐家庭?

和谐家庭是以家庭成员的全面发展为基础，家庭成员之间、家庭与社会之间、家庭与自然之间相互和谐的家庭模式；是民主平等、学习求知、创业致富、道德高尚、环保节约的家庭追求。和谐家庭需要全家人共同创建。第一，夫妻之间要让爱情“保鲜”，要互爱、互信、互帮、互谅；记得对方的生日，并适当表示。第二，明确自己的角色，丈夫、妻子、孩子或父母，尽量履行自己的责任和义务。第三，要平衡工作与家庭的关系，有固定的时间留给家庭。能够忙中偷闲，平时工作再忙，也要打个电话送上问候。第四，言出必行，对家人做出的承诺，就一定要做到。第五，协调好各方面的关系。家庭成员之间相互尊重、体贴与谅解，多进行感情交流。如果出现分歧、产生矛盾时，双方一定要保持冷静的头脑，通过沟通消除心理上的隔阂。把四句话（对不起，辛苦了，谢谢你，我爱你）当作口头禅，多记住家庭成员表现好的方面并及时表扬，让家庭成员有被重视、被认可、被尊重的感觉，从而获得成就感、愉快的心情和幸福感。

50. 家长应如何做好孩子儿童期的心理卫生工作？

（1）建立温馨和睦的家庭。让孩子感到家庭的温暖，有助于保持心情愉快并形成开朗的性格，这样孩子才愿意将自己的想法、情感的变化告诉家长。（2）尊重儿童的自尊心。孩子有进步的时候应该及时地予以肯定和表扬，当孩子犯错的时候耐心地进行教育。（3）以身作则。严于律己，为孩子树立良好的榜样。（4）为儿童创造一个轻松愉快、丰富多彩的社会生活环境。（5）学会科学的教育方法。要多学习，多看书，用科学的方法来培养孩子。

51. 哪些信号提示孩子的心理状况可能出现了问题?

（1）性格上的变化。比如以前这个孩子挺温和的，现在动不动就发脾气；以前对人挺宽容、挺友爱的，现在变得爱计较甚至嫉妒别人了，有些孩子可能还有打击或报复的心理。（2）行为上的变化。比如说这个孩子开始变得少言寡语了，饮食上也开始出现问题，厌食、食欲不振或者暴饮暴食。最明显的表现是孩子不愿意上学，不愿意和家人或者同伴交流，甚至有的孩子连出门都不愿意了。（3）情绪上的变化。孩子表现得总是不高兴，特别爱哭或者特别烦躁，非常易怒，甚至暴怒，对很多事情不感兴趣，可能以前提起来很高兴的事，现在总是无精打采的。（4）躯体上的变化。比如孩子出现明显的体重下降、身体上的反应或者出现睡眠的问题，经常这疼那疼、心慌胸闷，经常夜惊，大一点的孩子会做噩梦。在这种情况下，父母一定要与孩子及时进行沟通，必要时要带孩子去医院心理科室就诊，以避免耽误孩子的正常成长。

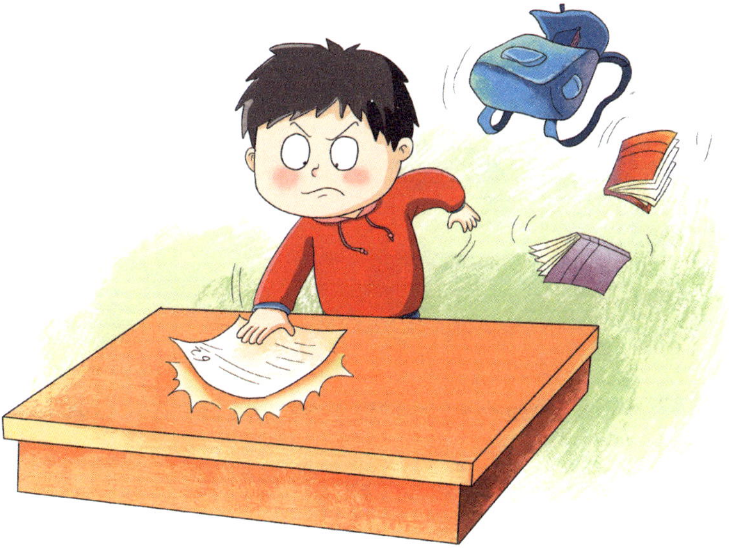

52. 父母应该如何与孩子沟通？

一是对于孩子诉说的内容，父母一定要用心的倾听，并且最好能够给出适当且使孩子满意的回应。二是对于孩子表达的内容，一定要端正态度，站在孩子的角度去理解，避免嘲笑孩子的表达，否则会让孩子丧失沟通的自信。三是主动与孩子沟通。让孩子认为你愿意和他做朋友。四是鼓励孩子主动沟通的勇气。在孩子主动找父母沟通的时候，一定要对孩子的行为给予鼓励和认可。五是在与孩子沟通的过程中，父母应该保持平等对话的沟通心态。

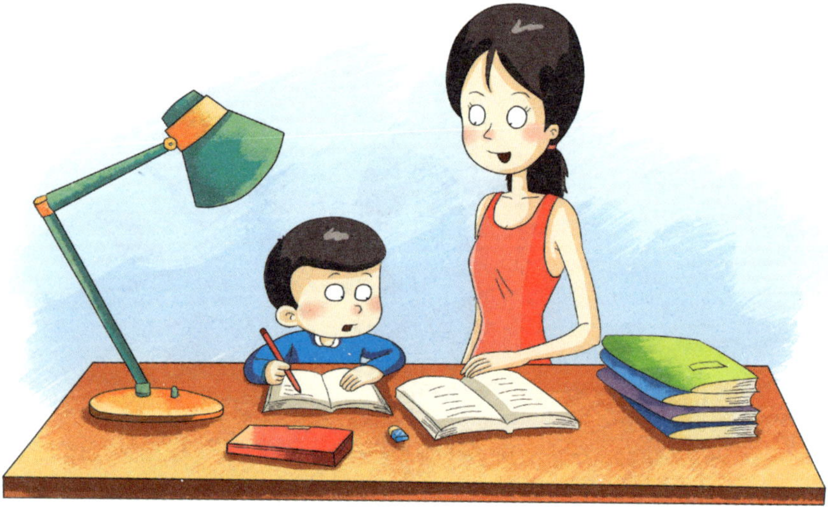

53. 孩子出现厌学、逃学应该怎么办?

厌学是学生对学习的负面情绪表现，从心理学角度讲，厌学症是指学生消极对待学习活动的行为反应模式。逃学是学生在正常上课期间，在老师未发现的情况下，离开学校。

孩子一旦出现厌学情绪或逃学行为，应由家长和老师双方面分别着手解决：（1）家长方面：要经常给孩子以成功的体验，注意赞美和鼓励，不要“强迫”孩子学习。同时，与孩子一起寻找原因，如果是由于在学习上的挫败感或者受到伤害，想不开，应开导孩子或找心理咨询师协助。（2）老师方面：建立和谐的师生关系，实施完全平等的“人格教育”，将“你不会学习，我来教你学；你不愿意学习，我强制你学习”改为“你不会学习，我来引导你学；你不愿意学习，我来吸引你学习”。当发现孩子逃学时，老师需要更耐心地与孩子沟通，甚至进行家访来查明原因，努力化解孩子的心结。

54. 青少年常见的性心理问题有哪些？

（1）性体像意识的困扰。表现为青少年男女不能正确、客观地认识自己的身体及其第二性征。（2）性意识的困扰。个体在进入青春期后，伴随着生理的发育成熟，性意识也开始觉醒。青少年常见的性意识有被异性吸引、常想到性问题、性幻想及性梦等。这些性心理活动在青少年学生中十分普遍，许多青少年也能正确对待，但在一部分青少年中，性心理活动却成了困扰其心理、行为的不良因素，并且发生率较高。（3）性行为的困扰。青少年的性行为主要是自慰性行为、边缘性行为和婚前性行为，其中以自慰性行为最为常见，且自慰性行为（手淫）是构成其心理困扰的重要原因之一。

55. 怎样防止和纠正青少年的逆反心理？

青少年逆反心理的产生是较普遍的现象。家长层面应更新教养观念，建立良好的亲子关系。一是尊重孩子的个性，保护孩子的自尊心。二是要细心观察，善于倾听，增强亲子关系。三是及时和孩子沟通交流，从心理上和感情上接纳孩子及其一切，然后再平心静气地给出正确的引导。

学校层面应面对现实，引导其向正确的方向转化和发展。一是树立青少年正确的人生观，提高青少年对错误思想的鉴别能力。二是针对青少年的个性等实际情况改变教育方式，因人、因时、因地运用说服教育和正面引导等方式。社会层面应注重净化社会环境，规范网络管理，降低对青少年产生的负面影响。

56. 当孩子被人欺负或嘲笑，家长应该怎么办?

（1）倾听孩子的诉说。认真、耐心地听孩子讲述事情的整个过程之后，才能确定给孩子提供什么样的帮助。（2）与孩子一起商讨对策。鼓励孩子想办法解决，这样孩子会更有成就感，并树立起一种自信心。（3）为孩子提供心理支持。要让孩子明白，每个人都会有缺点，那些嘲笑自己的孩子并不是那么强大，自己也不是那么弱小。（4）做孩子坚强的后盾。很多时候家长的支持是孩子的定心丸，让孩子更有信心自己去解决问题。（5）充分了解自己的孩子。只有对孩子进行充分的了解，才能找到正确的方法与孩子沟通，并找到解决的办法。（6）化解孩子间的冲突。帮助孩子寻找一个或一套解决方法，帮助孩子缓解冲突。

57. 什么是考试焦虑症？如何缓解？

考试焦虑症多发于青少年和儿童身上，属于焦虑症的一种，是一种心理疾患。考试焦虑症患者对于考试有一定的焦虑情绪，其表现为：上课心不在焉，十分焦急自己马上临考却仍然什么也记不住；烦躁不堪，见到任何事情都有发火的欲望；坐立不安，总觉得自己的每一个动作都是浪费时间；吃不好，睡不香，精神萎靡不振等。可考虑采用下列方法来调节：（1）自我暗示法。尝试给自己积极的心理暗示，相信自己。（2）睡眠消除法。良好、充足的睡眠可以消除大脑疲劳，换取充沛的精力和清醒的头脑，是从容应考的前提。（3）运动消除法。学生以脑力活动为主，而适当的运动是消除大脑疲劳的有效方法。（4）兴趣消除法。在紧张的学习之后，做一些自己感兴趣的事情可以消除疲劳，化解烦恼，远离考试焦虑情绪。（5）情绪宣泄法。情绪宣泄是缓解压力、保持心理平衡的重要手段，可以通过与人倾诉等方法调节情绪。

58. 什么是学习障碍与品行障碍？孩子发生学习障碍与品行障碍，家长怎么办?

儿童学习障碍是一组异质性综合征，是指智力基本正常的学龄儿童，由于种种原因所致的学习成绩明显落后于同龄人的平均水平。

儿童品行障碍发生于 18 岁以前的儿童和少年中，患儿经常性有明显违反与其年龄相应的社会规范或道德准则的行为，其严重性超出一般的淘气范畴。行为的发生不是由于一时的过失或年幼无知，而是其一贯的行为模式。常见的不良行为有说谎、打架、偷窃、伤害别人、虐待动物、破坏财物、纵火、逃学、离家出走、惹是生非、酗酒、赌博、过早的性行为以及其他触犯刑律的行为。

家长发现孩子有学习障碍或品行障碍之后首先要冷静，在自己身上找原因，检查自己是否给孩子创造了一个和谐、安全的家庭环境，是否对孩子经常表达爱、肯定、理解，是否陪伴孩子的成长，是否及时满足孩子的心理需求。切记不但不要打骂、侮辱、贬低孩子的能力，还应该多看孩子的长处，肯定鼓励孩子，让孩子自信起来，引导孩子自立自强，做对社会有用的人才。最重要的还是要寻求心理专业人员对患儿进行辅导。

59. 网络成瘾有哪些表现？

（1）强烈的依恋性。网络成瘾者的心理和行为被上网这一活动所支配，上网也演变为其主要的心理需要，上网时间和精力所占比例逐渐加大，进而导致个体生物钟的紊乱。（2）情感冷漠。常言道“物以类聚，人以群分”，成瘾者往往与网友如胶似漆，关系密切，相比之下对有血缘关系的亲人则显得更为冷漠。（3）人际交往圈变窄。网络成瘾者都有寻求较高的社会赞许的愿望，但在现实生活的人际交往过程中却遇到了较多的困难，从而产生严重的社交焦虑。（4）意志力薄弱。网络成瘾者虽能意识到过度上网所带来的危害，企图缩短上网时间，但总是以失败告终。

60. 网络成瘾有什么危害？

（1）危害身体健康。由于上网时间过长，造成生物钟紊乱、视力下降、神经衰弱等生理问题。（2）造成人格异化。网络欺骗、暴力、赌博、人身攻击、反动言论、犯罪行为以及各种网络垃圾等都可能使青少年受到伤害，对道德观的形成有极其不利的影响。（3）社会适应困难。一些青少年网民过度迷恋网上的“人—机”式交往，会忽视现实生活中的人际关系，为人冷漠、不与人交往导致人际关系萎缩，缺乏人际交流，产生自闭倾向。（4）荒废学业影响前程。一些学生不但终日沉迷网络聊天、网络游戏，还经常旷课逃学，考试挂科、留级甚至退学，以至于荒废了学业，断送了前程。（5）浪费金钱。上网不是免费的，作为没有固定收入的青少年沉迷网络游戏将大大增加家庭的经济压力，上网需要的大笔花费也容易诱发青少年不择手段的欺诈、偷盗行为。

61. 如何预防网络成瘾？

（1）树立正确的网络认知，纠正认知偏差。（2）增加社会支持，矫正人格缺陷。（3）药物与心理治疗并重，疏导与限制并举。（4）社会齐抓共管，改善网络环境。（5）开展心理咨询，做好心理疏导。

62. 父母不在身边，孩子心里难受时应该怎么办？

（1）告诉自己的监护人。父母不在身边，肯定会指定监护人对孩子进行照顾，因此这个时候应该第一时间与监护人进行沟通，告诉他们自己心里的感受，把难受的原因尽可能地说出来，听一下监护人的意见和建议，会有益于缓解心里的感受。（2）告诉自己的老师。学校是孩子们活动时间最长的场所之一，老师对孩子们的心理活动都比较熟悉，而且很可能以前遇到过类似情况，也知道如何处理。在这种情况下，将自己难受的情绪和老师诉说一下，听一下老师的劝解，可能自己的问题就会迎刃而解。（3）告诉自己的朋友或同学。当难受的原因不便于告诉监护人或者老师时，告诉自己的好朋友可能会更好一些。能成为朋友的一般都是同学和同龄人，难受的原因可能对自己的朋友来说更容易理解，劝解起来也就更有针对性。（4）经常保持与父母的沟通，即使自己心里难受的时候父母不在身边，也应该在合适的时候告诉自己的父母。（5）想一想自己父母非常爱自己。想象父母与自己在一起，父母拥抱着自己，可使自己的心灵得到慰藉，难受得到缓解。

63. 应该如何与异性同学交往?

（1）热情友好，诚挚坦率。一般学生非常注意自己在异性同学心目中的形象，极其珍视异性同学的友谊。因此，与异性同学交往时，应热情友好，诚挚坦率。（2）相互信任，互相尊重。由于男女之间在气质、性格、身体、爱好等方面都有着较大的差异，因而异性间的交往是非常敏感的。异性同学的交往必须注意尊重对方，讲究文明礼貌。同时，落落大方、注意适度是异性同学交往的准则。（3）把握好尺度。既要反对男女之间“授受不亲”的传统观念，又要注意“男女有别”的客观事实。男女同学之间，只要是正当的纯正的友情，完全可以堂堂正正地往来接触，但一举一动都要大方得体，不能过于随便。

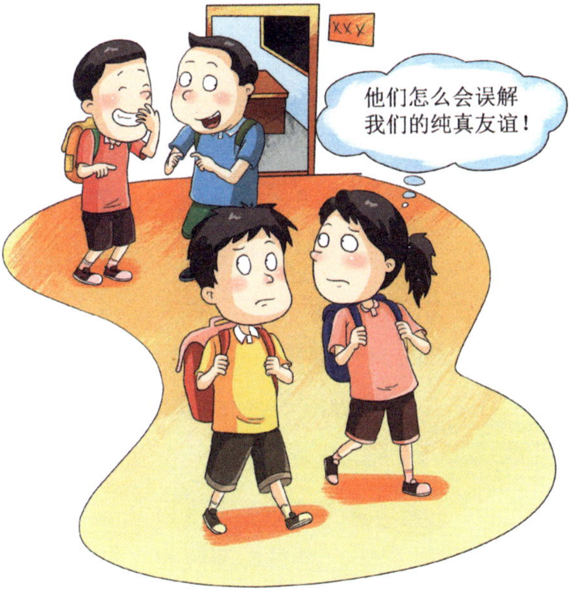

64. 成年人心理保健七要素是什么？

（1）对自己不苛求。（2）对他人期望不过高。（3）会疏导自己的情绪；偶尔也屈服，小处不坚持。（4）能暂时逃避，待心情平静时再重新面对自己的难题；善于找人倾诉烦恼。（5）多做助人为乐的事情。（6）在一定时间内，做好一件事；不处处与人竞争，不把别人看成对手。（7）与人为善，多交朋友，少树敌人。

65. 中年人怎样才能顺利度过更年期？

不论是女性还是男性，从中年向老年过渡的更年期，生理和心理的衰退都比较明显，常常给人带来种种不适。要顺利度过更年期可以采取以下方法：（1）人际关系：中年人在家中不但要赡养老人，还要培育子女，这就必须要处理好家庭中的人际关系。（2）自我宣泄：更年期情感波动大，若总是将不开心的事情放在心里，就会给自己的身体带来损害，因此要及时自我宣泄。（3）调理饮食：随着年龄的增长，人体的基础代谢会慢慢地下降，热能的需求量也会减少。所以，在这期间一定要做好饮食的调理。（4）培养兴趣：除了要做家务之外，在平常还要培养一些属于自己的乐趣，如插花、听音乐、参与心理成长活动等。同时，还要参加多种形式的健身运动，令更年期的生活品质得到改善。

66. 中年人所说的心理疲劳是什么？如何消除？

中年人的心理疲劳是指由于社会、家庭、工作、生活、人际关系等方面带来的多重压力，一些中年人长期处于一种焦虑、烦躁、恐惧的精神状态，精神过度紧张、压抑感强，容易悲观和沮丧，总是不由自主地联想到事物的消极面。

心理疲劳的产生主要是由于中年人不仅要面对各种竞争、处理繁杂的事务，还要应付各种复杂的人际关系，上要赡养父母，下要抚养子女，生活的压力大。由于长年累月的艰辛工作造成的力不从心，中年人往往逐渐变得固执己见，容易冲动、发脾气、焦虑不安。

要消除心理疲劳，中年人需要及时调整自己的情绪，通过散步、看电影、聊天、读书、听音乐、瑜伽、太极拳、八段锦等一些方式，使自己保持良好的心理状态，如果疲劳症状无法缓解，则需要寻求心理或医学帮助。

67. 如何预防老年痴呆？

老年痴呆即阿尔茨海默病，是一种起病隐匿的进行性发展的神经系统退行性疾病。临床上以记忆障碍、失语、失认、视空间技能损害、执行功能障碍以及人格和行为改变等表现为特征，病因迄今未明。

预防老年痴呆可从以下几方面着手：（1）饮食方面。老年人应该注意饮食，多吃蔬菜水果，多吃粗粮，低盐低脂饮食，多吃一些益脑的食物如坚果、葡萄等。（2）心理方面。参加适当的文体活动，锻炼身体，愉悦身心，保持好心情。（3）生理方面。控制体重，戒烟戒酒，平时监测血压、血脂、血糖。有心脑血管疾病的老年人要积极治疗原发病。

68. 如何对待老年痴呆患者？

（1）对患者充满爱心。要热情关心，注意尊重患者的人格，在对话的时候要和颜悦色，避免使用“呆傻”“愚笨”等词，要根据患者的心理特征，采用安慰、鼓励、暗示的方法，唤起患者战胜疾病的信心和勇气。多和患者进行肢体接触，如握手、拥抱，让患者感到温暖、幸福。（2）进行智力训练。根据患者的病情和文化程度，教一些数字或者是一些顺口溜，由简单到复杂，反复训练，让其记忆背诵，增强其大脑活跃度。（3）注意饮食。改善进食的气氛，做一些患者比较愿意吃的食物，还要变着花样地做，让患者能够补充充足的营养。（4）合理安排患者的起居。让患者多参加一些康复活动和文体活动。

69. 老年人怎样维护自我心理健康？

（1）积极参加体育锻炼。锻炼应因人而异，老年人应当选择一些适合自身的运动方式，并持之以恒，每天保持适当的运动量。（2）正确看待生理变化。适当提高自我保健意识，关注身体健康状况，有病及时就医，并学会以坦然的心态面对疾病，患病的时候保持乐观的态度，这将有助于疾病的康复，延缓病情恶化。（3）建立新的生活目标。可以选择自己感兴趣的活动，如参与志愿者活动等，做自己力所能及的事情，多和朋友相处，加强同外界的接触，找到精神寄托，这有助于避免生活空虚，消除寂寞、孤单和焦虑，有利于延年益寿。

70. 突发公共卫生事件中不同类型的人会出现什么应激反应?

突发公共卫生事件中，一般民众会产生群体心理应激反应，如恐惧、焦虑、疑病、强迫等。

病人或隔离人群当得知患病、疑似患病必须接受医疗处置时，最初的反应是茫然无措，紧接着会出现思维杂乱以及否认、愤怒、恐惧、懊恼、焦虑等情绪反应。当最终确定患病后，会感到沮丧、孤独、无助，出现抑郁情绪。被隔离人群尽管无症状，但心态会处于严重恐慌状态。

如果有亲人去世，家属会陷入无比悲痛之中，不同程度地出现情绪、生理异常反应，认知障碍，异常行为，甚至出现精神崩溃、自伤、自杀倾向。

医务人员及救援人员由于工作的特殊性以及他们在灾难中担任的角色，面对伤亡情况会产生恐惧、焦虑、无助和挫败感等一系列的心理应激反应状态。

人居环境篇

RENJU
HUANJING PIAN

71. 什么样的住宅才健康?

（1）环境中会引起过敏症的化学物质的浓度很低。（2）尽可能不使用含有容易挥发的化学物质的胶合板、墙体装饰材料等。（3）设有性能良好的换气设备，能将室内污染物质排出室外，特别是对高气密性、高隔热性住宅来说，必须采用具有风管的中央换气系统，进行定时换气。（4）在厨房灶具或吸烟处，要设置局部排气设备。（5）起居室、卧室、厨房、厕所、走廊、浴室等温度要全年保持在 17 ～ 27 摄氏度。（6）室内的相对湿度全年保持在 40%～ 70%。（7）二氧化碳体积分数要低于 1 000 毫升 / 米 ^{3}。（8）悬浮粉尘质量浓度要低于 0.15 毫克 / 米 ^{3}。（9）噪声要小于 50 分贝。（10）一天的日照要确保在 3 小时以上。（11）要设置有足够亮度的照明设备。（12）应具有足够的抗自然灾害的能力。（13）具有足够的人均建筑面积。（14）要便于保护老年人和残疾人。

因建筑材料中含有有害的挥发性有机物，所以住宅竣工以后，要间隔一段时间（至少两周）才能入住，在此期间要进行通风和净化空气，如种植植物、使用光触媒或活性炭等。

72. 办公空间新风系统如何运行更有效率?

在办公空间应提前开启新风系统，将室内的空气排出并引入室外清洁空气。下班后，新风与排风系统应继续运行一段时间以全面通风换气。新风系统宜与室内空气监测系统联动，根据室内空气质量调节新风系统的启停和风量。

73. 什么是新风量?

新风量是指从室外引入室内的新鲜空气的量，新风是室外全新风。新风量是衡量室内空气质量的一个重要标准，直接影响室内外空气的流通，决定室内空气污染的程度。一般写字楼应保证每人不少于 30 米^3/ 时的新风量。

74. 疫情期间集中空调系统怎么用?

在没有发生疫情的公共建筑内，空调系统投入使用时，空调机组宜按全新风工况运行，加大新风量并关闭回风和加湿功能。启动前和关停后应让新风机和排风机多运行 1 ～ 2 小时，并增加空调机组内部过滤器、表面式冷却器及风机盘管回风过滤网等关键设备的清洗消毒频次。如果在供风的范围内发现病人应关停空调系统，并进行消毒和评估后再使用。

75. 垃圾分为哪些大类?

垃圾分类是由垃圾处理的方式确定的。不同城市分类不尽相同，一般分为可回收垃圾、厨余垃圾、有害垃圾和其他垃圾。

76. 不同颜色的垃圾桶分别装什么类型的垃圾?

在我国不同地区垃圾分类情况不同，一般来讲，红色垃圾桶存放有害垃圾；蓝色垃圾桶存放可回收垃圾；绿色垃圾桶存放厨余垃圾；灰色垃圾桶存放其他垃圾。

77. 垃圾分类投放的注意事项有哪些？

投放时应按垃圾分类标识的提示，分别投放到指定的地点和容器中。玻璃类物品应小心轻放，厨余垃圾做到袋装、密闭投放，瓶罐类物品应尽可能将容器内产品用尽，清理干净后投放。在垃圾投放后应注意盖好垃圾桶上盖，以免垃圾污染周围环境。

78. 厨房空气污染有什么危害？

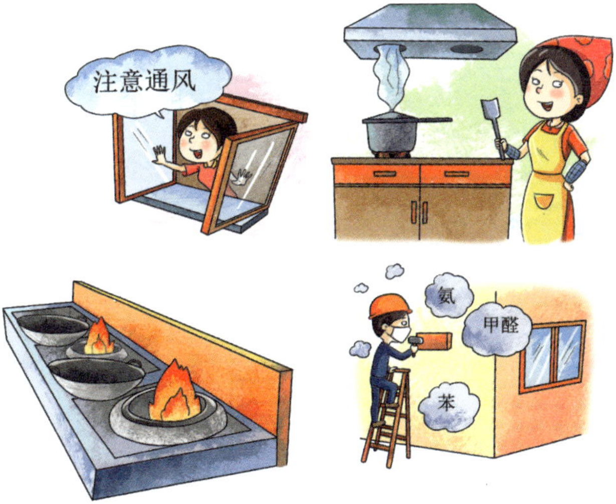

厨房空气污染物有两类：一类是燃料燃烧产生的一氧化碳、氮氧化物等有害气体，另一类是食用油在高温条件下氧化分解的致癌产物。

厨房有害气体和油烟随着空气侵入人体呼吸道，引起食欲缺乏、心烦、精神不振、嗜睡、疲乏无力等症状，医学上称为油烟综合征。长时间接触可能会诱发相关癌症和呼吸道疾病。

79. 室内空气主要污染物存在哪些健康危害?

人体接触室内空气中的甲醛、氨、苯、甲苯、二甲苯、挥发性有机物以及放射性气体氡等有害污染物后，会引起头痛、恶心呕吐、抽搐、呼吸困难等。反复接触可以引起过敏反应，如哮喘、过敏性鼻炎和皮炎等。长期接触则有导致癌症（如肺癌、白血病）或流产、胎儿畸形和儿童生长发育迟缓等的风险。

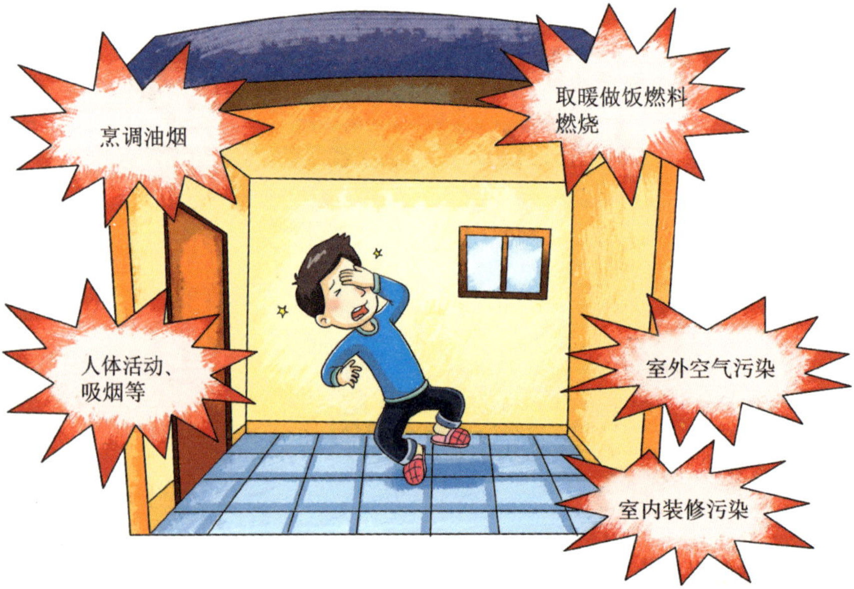

80. 我国室内空气质量有什么标准?

我国现行的室内空气质量国家标准主要有《民用建筑室内环境污染物控制规范》（GB 50325—2010）和《室内空气质量标准》（GB/T 18883—2002），前者适用于民用建筑的质量验收，后者适用于住宅和办公建筑物内部的室内环境质量评价。

81. 哪些措施能够降低室内污染?

（1）提高室内空气污染防治意识，养成科学的生活习惯，室外空气质量好的时候开窗通风换气。（2）烹调时切勿将食用油过度加热，做饭时应打开抽油烟机或开窗换气。（3）不在室内吸烟。（4）室内装修时应选择绿色环保材料和家具。（5）刚装修好的房间应开窗通风一段时间经检测合格后再入住。（6）被褥、毛毯和地毯应经常在阳光下晾晒。（7）有条件的安装新风系统。

82. 住宅中甲醛的主要来源及危害？

住宅中甲醛主要来自室内装饰装修使用的不合格人造板材和家具，含有甲醛成分并有可能向外界散发的软装、儿童玩具以及日常使用的清洁剂、油墨、纺织纤维、化妆品等。世界卫生组织国际癌症研究机构将甲醛列为一类致癌物。短期暴露于高浓度的甲醛环境中，可能会引起眼睛、咽喉、皮肤不适的症状，长期暴露有可能诱发癌变。

83. 住宅中苯系物、TVOCs的主要来源及危害？

苯系物主要来源是建筑装饰装修材料中有机溶剂，如油漆的添加剂等。苯系物具有神经毒性（引起神经衰弱、头痛、失眠、眩晕、下肢疲惫等症状）和遗传毒性 [破坏脱氧核糖核酸（DNA）]，长期接触会导致人体患上贫血症和白血病。

TVOCs 是总挥发性有机物（Total Volatile Organic Compounds）的英文缩写，在常温下可以蒸气的形式存在于空气中。室内 TVOCs 主要来自装饰装修材料中的胶合剂、涂料、油漆等以及家具、家用电器、清洁剂和人体本身的排放等。TVOCs 会影响人体的皮肤和黏膜，产生急性损害。

84. 市场上常见的环保健康家居和建材标识有哪些？

建材家居市场上绿色环保证书和标识多种多样。如果是与绿色环保相关的认证标识，一定要认准由国家批准的认证机构颁发的产品认证证书。认证证书可在国家认证认可监督管理委员会“全国认证认可信息公共服务平台”（http://cx.cnca.cn）上查询真伪。国内常见的有“十环认证”，国外常见的有德国“蓝天使认证”、法国“A+ 认证”、北欧“白天鹅认证”等。

85. 如何选择绿色环保的建筑装饰装修材料？

选择建筑装饰装修材料时一定要索要产品的检验报告和认证证书，认真查看所选购的产品与提供的检验报告中所检产品是否完全一致，查看检测项目的完整性，必要时可向检验机构查询报告的真伪。优先选择获得“十环认证”“绿色建材”等相关环保认证的产品。

86. 使用硅藻泥和有释放负离子、除菌等功能的材料是否有益于室内环境？

硅藻泥和有释放负离子、除菌等功能的材料主要通过自身的物理结构和化学特性吸附一定量的空气中的污染物，或者散发负氧离子等改善空气质量，属于环境有益型功能材料的范畴。当然，保护室内环境还是应该在源头上减少含有污染物的材料和产品的用量，使用绿色、环保、健康的建筑装饰装修材料和物品。

87. 如何选用净水器？

家用净水器主要有以下几种：（1）滤芯式净水器，可以根据不同的需求，搭配不同的滤芯，价格也比较便宜，过滤精度比较高，适合家庭使用。（2）中央净水器，特点是出水量大，使家里的所有用水都得到净化。（3）纯水机，可过滤自来水中所有物质，制出的水为纯净水，可以直接生饮。（4）软水机，其产生的软水不能直接饮用，是生活用水，可用于洗澡、美容等。（5）直饮机，可实现自动进水，出水可直接饮用，是现代住宅小区、写字楼供水的终端饮水设备。

88. 如何正确使用家用化学品?

（1）在选购家用化学品时，要谨防伪劣产品，要买质量有保证，包装完好，说明清楚，注有厂名、厂址、联系电话的产品，必要时应查看相关的检验和许可证明。（2）严格按照说明书要求使用和保存家用化学品。对于安全性有特殊要求的家用化学品要单独存放，放在小孩拿不到的地方。不要随意兑制和混用家用化学品，不使用过期的化妆品、药品、清洁剂和洗涤剂等化学品。

89. 家中如何除湿?

有条件的家庭可以用空气除湿机来除湿，除湿效果显著。空调除湿也是不错的选择，一般只需打开空调除湿功能两三个小时就能让室内变得干燥。南方梅雨季节，应该在早晚室外湿气最重的时候，紧闭门窗，防止水汽进入，在正午时分开窗通风。

90. 如何选择隔声的门窗?

选择窗户时应该注意窗框、隔音条、玻璃和密封胶。窗框应该选择断桥铝或者木包铝的材质，断桥铝是断桥三腔体结构，在铝型材中穿入隔热条、聚氨酯材料将铝材断桥，能有效阻止声音的传导。木包铝门窗运用了断桥阻音，同时木材还反射了 90% 以上的入射声。隔音条应选用防老化效果好且能保持韧性的材质，这样能保证窗框漏音点的密封效果。窗面宜选用真空玻璃，因为真空玻璃运用了声音不能在真空中传播的原理，有非常好的降噪效果。窗户安装完毕后，四周应用密封胶进行密封。

91. 如何降低室内噪声水平？

住宅室内噪声白天不宜超过 55 分贝，夜间不宜超过 45 分贝。降低室内噪声水平的主要方法是：（1）墙面处理。建议装修时将墙面做得粗糙一些，因为光滑的墙壁容易使室内产生回声，从而增加噪声量，也可以选择壁纸、壁布等装饰材料。（2）门窗选择。选用断桥铝或者木包铝门窗。门应该选择门板密度高、质量重同时具有较好密封条的。（3）家具选择。宜选用木质家具，因为木质家具具有纤维多孔的特性，具有一定吸音能力。（4）窗帘选择。应选择质地厚实的织物窗帘，此类窗帘阻挡噪声效果好。（5）地面选择。宜选用软木类地板，因为软木类地板不仅能吸收踩踏地板产生的声音，还能起到一定的楼板隔音作用。

92. 如何降低管道噪声的影响？

用专业隔音棉把整体下水管道包裹起来。装修时候选用降噪处理水管，这种水管为螺旋式，水流下去噪声很小。

93. 眩光有什么危害？

眩光（Dazzle）是指视野中由于不适宜亮度分布，或在空间、时间上存在极端的亮度对比，引起视觉不舒适和降低物体可见度的视觉条件。

眩光可在视野内产生人眼无法适应的光亮感觉，可能引起厌恶、不舒服甚或丧失明视度。在视野中某一局部地方出现过高的亮度或前后发生过大的亮度变化都会引发眩光。

94. 什么是蓝光？

眼睛可以看见波长在 380 ～ 780 纳米的范围光线。低于 380 纳米为紫外线，高于 780 纳米为红外线。蓝天中的自然光及灯具、显示器中的蓝光都是人眼可见的。蓝光的波长为 440 ～ 500 纳米，有害蓝光波长一般在 415 ～ 455 纳米。

95. 过度接触蓝光有什么危害？

过度接触蓝光会干扰人眼中正常的视紫红质合成，对视网膜会造成不良影响，引起病变；会让人眼中的视杆细胞的活力过度提高，眼底接受过多的光感易造成伤害；会引起人体内分泌及生物钟紊乱，造成睡眠障碍或情绪不稳定等问题。

96. 如何选择健康的照明灯具?

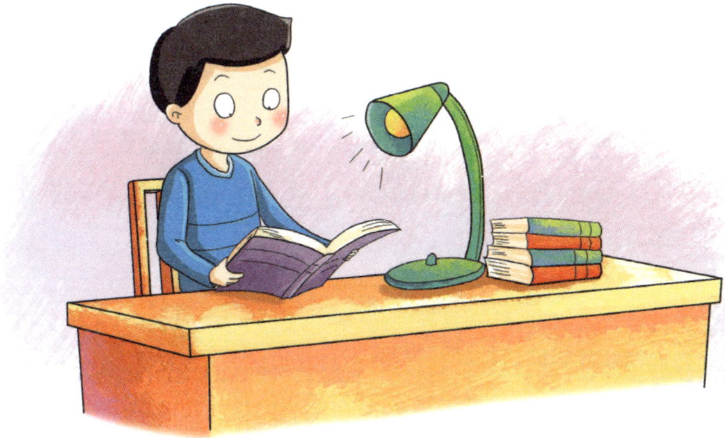

生活当中，适宜选用光源色温可调节、亮度可变换的灯具。要注意选择无频闪的电源或驱动器。产品要有明显的3C认证标识。工作当中，应选择照度适宜的灯具，保证视觉工作的照度需求，尽量不选取无遮光罩的裸露灯具。要重视灯具安装的位置，避免产生对显示器的二次眩光。

97. 老人和儿童对于照明舒适度有什么要求?

照明舒适度应符合老年人的生理特征，环境不宜过暗。儿童眼睛在发育过程中，环境不宜过亮。因此，老人和儿童适宜选用间接照明的方式或有柔光罩的灯具。对空间的均匀度要求高，避免一个空间中明暗对比度太大。光源色温宜选用暖色 3 000 开尔文和中性色 4 500 开尔文，避免过度使用高亮度的彩色光源。还需要考虑安装起夜灯、楼梯灯等以满足夜间活动的需求。

98. 影响人体热舒适度的因素有哪些?

热舒适度是指大多数人对客观热环境的主观热反应，应从生理与心理方面都使人达到满意的状态。影响人体热舒适度的因素有空气温度、辐射湿度、空气湿度、空气流速、人体活动程度、衣服热阻。

99. 室内温度和湿度在什么范围内人会感到舒适?

根据我国国家标准《民用建筑采暖通风与空气调节设计规范》，对舒适性空调和采暖，室内计算参数如下：夏季，温度 24 ～ 26 摄氏度；相对湿度 40% ～ 60%；风速不大于 0.2 米 / 秒。冬季，温度 18 ～ 22 摄氏度；相对湿度不小于 30%；风速不大于 0.2 米 / 秒。

100. 常见的采暖系统有哪些类型，各有什么优缺点?

（1）空调采暖的优点是可控性强，升温快，可精准调节温度，随时开关。缺点是会让室内干燥，降低室内空气质量，容易引发呼吸系统疾病。（2）热水地暖的优点是舒适、美观、加温效果好。缺点是只能装修时安装，安装费用高，维修比较困难。（3）电热膜采暖的优点是恒温可调、舒适性高、清洁无污染、寿命长、免维修。

缺点是升温较慢，安装需与装修同步。（4）城市集中式供暖的优点是技术成熟、安全可靠，使用价格便宜。缺点是温度不受自己控制。（5）家用电锅炉适合别墅和农村使用。优点是自由调温，采暖的同时也能提供生活热水。缺点是前期投入大，运行费用高。

101. 地暖系统如何保养和清洗?

（1）检查。停暖后，应该检查管道接口处、阀门处是否有漏水，如果轻微漏水是因为热胀冷缩，用毛巾吸走即可，如漏水严重应联系物业或专业地暖售后公司维修。（2）清洗滤网。对地暖系统中过滤阀、过滤器等配件的过滤网进行清洗，检查有无破损、堵塞。（3）管道清洗。管道应该每 1 ～ 2 年清洗一次，否则淤泥、锈垢、菌藻等容易堵塞管道。（4）满水保养。一般当地暖系统停止运行后，地暖管通常都是保持满水保养的。但并不是保留原有采暖的热水，而是将原先的水放掉，然后将水管冲洗干净，同时排除管内的空气，就这样一直把水保留在水管中，直到下个采暖季使用前。

102. 如何防止老人在浴室跌倒?

（1）装修时应选用预防常见伤害的装修材料，采用干湿分离设计，即浴室和厕所分开。电源插座要有防漏电安全设计。（2）在淋浴间、浴缸、马桶、洗手台旁应设置扶手。（3）马桶高度要方便老人使用，如果太低可改用便盆椅或加装马桶增高器。

103. 在农业劳动过程中有哪些情况容易造成伤害？

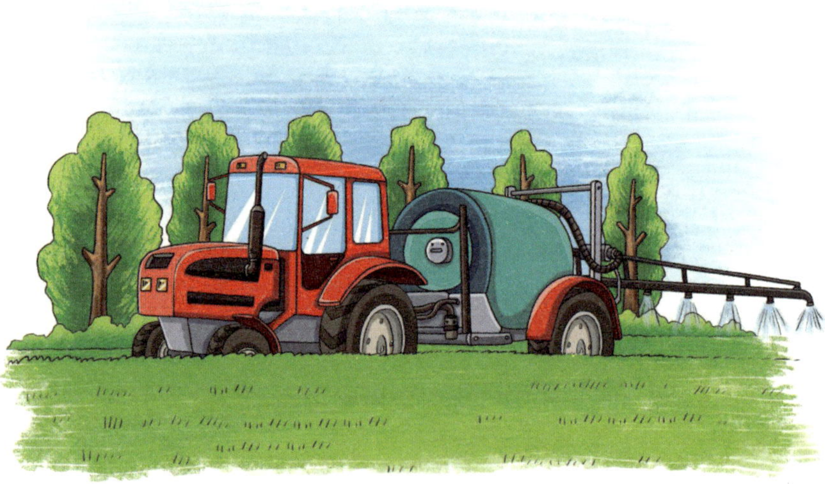

（1）不安全的条件和不安全的行为。（2）使用镰刀、砍刀等造成的锐器伤以及使用高负荷或设计不合理的农用工具造成的长期损伤，如后背痛等。（3）对农业机械和机械使用方式不熟悉造成的农用机械伤害。（4）电线或电力设备等安装不安全造成的伤害。（5）被高处跌落的物体砸伤或者从高处跌落造成的伤害。

104. 农药中毒有哪些症状？

在使用或日常生活中接触农药时，农药通过不同途径（如呼吸道、消化道、皮肤等）进入机体，当进入机体的剂量超过正常人的最大耐受量，机体的正常身体功能将受到影响，造成机体生理失调或病理改变，甚至造成不可逆性脏器损害，所表现出一系列的中毒症状，即农药中毒。

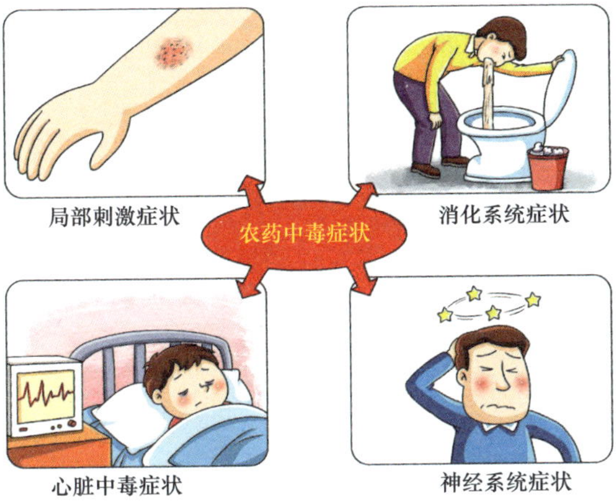

105. 农药污染皮肤后为什么要用肥皂水冲洗？

大多数农药属于酸性，而肥皂水属于碱性液体。当皮肤沾染农药后，用肥皂水冲洗不仅可以稀释农药的浓度，还能使农药和肥皂水中的化学成分发生中和反应，从而降低农药的毒性。但是敌百虫沾染后禁止使用肥皂水清洗，因为敌百虫遇到碱性物质后会分解产生毒性更大的敌敌畏。

病媒生物防控篇

BINGMEI SHENGWU FANGKONG PIAN

106. 常见的病媒生物有哪些?

最常见的病媒生物还是我们经常说的“四害”：老鼠、蚊子、苍蝇和蟑螂，此外，还有跳蚤、臭虫、虱子、螨虫、蜱虫、白蛉、牛虻、蠓虫等。

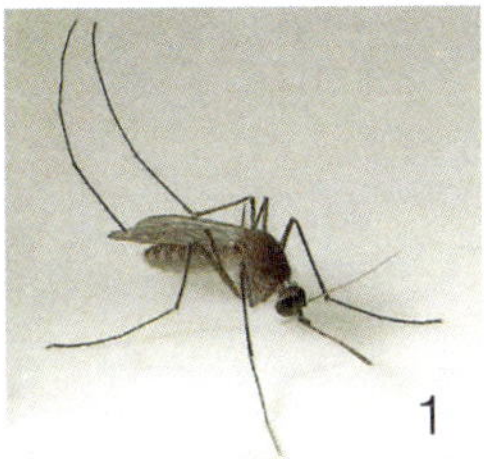

1

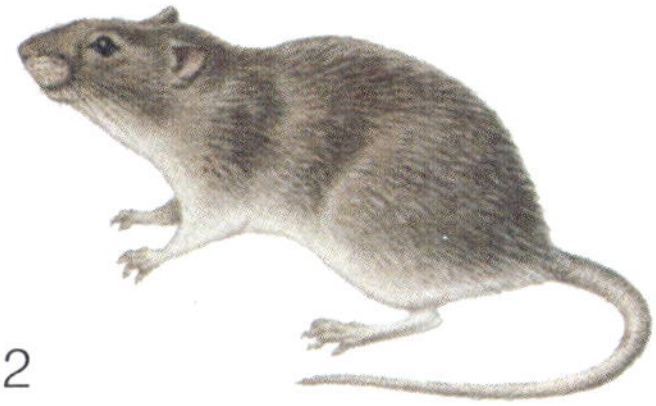

2

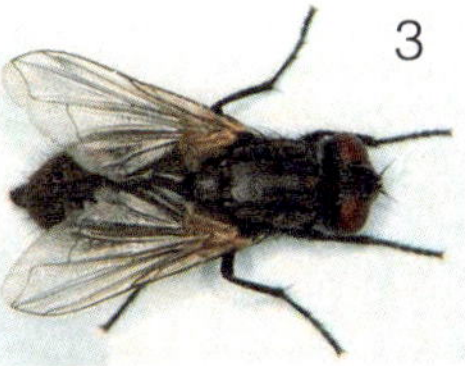

3

1. 淡色库蚊（家蚊）
2. 褐家鼠
3. 家蝇

107. 常见的老鼠有哪些? 有什么危害?

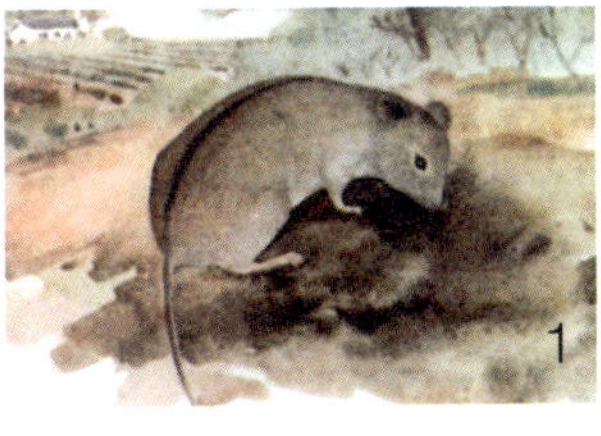

1

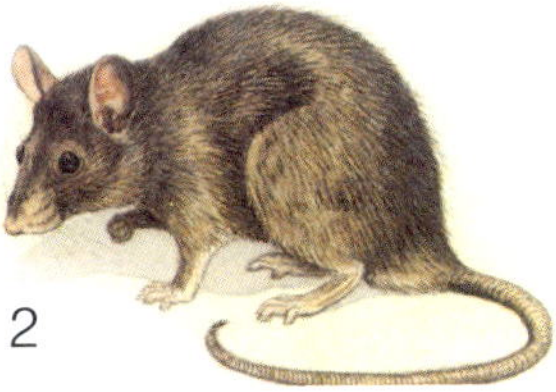

2

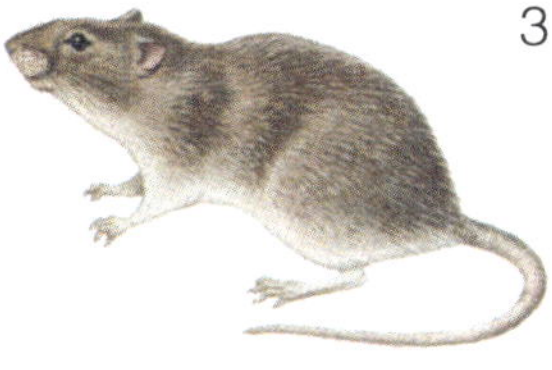

3

1. 黑线姬鼠
2. 黄胸鼠
3. 褐家鼠

常见的老鼠包括褐家鼠、小家鼠、黄胸鼠等家栖鼠，也包括社鼠、黑线姬鼠、东方田鼠、黑线仓鼠等野栖鼠。老鼠是妇孺皆知、人人喊打的有害生物，能够传播多种疾病，同时，还盗食粮食、破坏物品。常见的鼠传疾病有鼠疫、流行性出血热、斑疹伤寒、钩端螺旋体病等，其中鼠疫因其危害巨大，被《中华人民共和国传染病防治法》列为甲类传染病。

108. 老鼠喜欢吃什么？它啃过的东西，我们还能吃吗？

从本质上说，鼠类是植食性动物，但人类环境中生存的老鼠食性有所改变，成为杂食性动物，粮食、肉类、水果、蔬菜都能取食。不同种类的老鼠对食物的偏好有所区别，常见的家栖鼠中，小家鼠偏好植物性食物，褐家鼠偏好动物性食物。

老鼠啃过的东西我们肯定不能吃了，不光老鼠啃过的东西，老鼠爬过、鼠粪鼠尿污染过的食物，也都不能再吃了。

109. 老鼠有哪些习性？

鼠类在野外和室内都能栖息，只要安全，且能够保持一定温度，又距离食物水源较近的环境都可以供鼠类栖息。家栖鼠主要栖息于建筑墙洞、夹层、顶棚、橱柜、垃圾道，甚至阴沟、下水道中。

在哺乳动物中，老鼠的繁殖力最强，常见的褐家鼠、小家鼠、黄胸鼠等家栖鼠一年四季均可繁殖，但随着温度、食物、隐蔽条件的变化，实际平均一年能产 3 ～ 7 胎，每胎 4 ～ 9 仔。

人们常见的老鼠主要在夜间活动，除了因家栖鼠习性就是昼伏夜出以外，也是因为夜间人都休息了，老鼠活动就更加安全。

110. 家里见到老鼠怎么办?

一是采用科学有效的方法把老鼠消灭。二是寻找老鼠出现的原因：是老鼠在家里做窝了，还是老鼠通过各种孔洞、通道进入了室内？三是对家里的环境进行彻底清扫，处理被老鼠污染、破坏的物品，搞好家中的环境卫生，封闭老鼠进入的通道，避免老鼠再次“光临”。

由于鼠类的活动范围较大，发现家中有老鼠应该向社区或居（村）民委员会报告。

111. 家庭怎么防止老鼠进入室内?

家庭室内防鼠应以封堵孔洞、破坏鼠道为主。日常应关闭好门窗，使用老鼠不易咬坏的纱窗，门窗的缝隙应小于 6 毫米，同时检查并封闭空调、暖气、燃气、电路等孔洞，避免老鼠从这些孔洞进入室内。

112. 家庭灭鼠的时候应该如何保存食物?

家庭灭鼠时，应将食物密闭保存在老鼠咬不透的容器中，避免老鼠取食。这样也会增加老鼠取食诱饵、毒饵的概率。

113. 农村常用的灭鼠方法有哪些?

在农村，常用的灭鼠方法既有使用鼠夹、鼠笼、粘鼠板等物理方法，也包括投放鼠药、毒饵等化学方法，还包括封闭、破坏鼠洞，清理鼠类滋生地等环境治理方法。

114. 为什么要在冬春季进行灭鼠活动?

冬春季节室外气温低，野外环境不再适合鼠类栖息，正是鼠类集中向人类活动区域迁徙，寻找适宜的栖息场所和丰富食物的关键期。这个时候开展统一灭鼠活动，老鼠对毒饵的盗食率高，防制效果更显著。

115. 蚊子有多少种? 有什么生活习性?

我国有360余种蚊子，其中有9种对人类危害最大，分别为嗜人按蚊、中华按蚊、微小按蚊、大劣按蚊、埃及伊蚊、白纹伊蚊、三带喙库蚊、淡色库蚊、致倦库蚊。人们对蚊子最深刻的印象就是其可在人和动物毫无察觉时完成叮咬，成蚊雌性吸血，雄性吸食草汁。

116. 蚊子传播的疾病有哪些？

蚊子能够传播40多种疾病，在我国其主要传播的疾病包括疟疾、淋巴丝虫病等寄生虫病，以及乙型脑炎、登革热、黄热病、寨卡病毒病等病毒性疾病，世界范围内还包括传播基孔肯雅热、裂谷热、西尼罗河热等疾病。

117. 外面在头上乱飞的“蚊子”咬人吗？

春夏之交在室外，尤其是河边、湖边经常会遇到成群乱飞的“蚊子”。实际上这些飞虫不是蚊子，而是摇蚊。摇蚊没有叮咬的嘴，所以不会咬人。它们的成群乱飞实际上是一种交配行为，学名叫做“婚飞”。通常一到两周就自行消失了。

118. 家里怎么消灭蚊子？

一是买一些家庭用灭蚊器械或药物直接灭蚊。二是蚊子的滋生环境都离不开水，所以在家里寻找滋生蚊子的地方，将水生植物、瓶瓶罐罐、泡菜坛子等积水容器中的积水及时清理。

119. 怎么防止蚊子进入室内？

加装纱门、纱窗是家庭防止蚊子进入室内的主要方法。对于人来人往的公共场所，除此方法外也可以选择纱帘、风幕机等设备防止蚊子飞入。

120. 家庭用哪种灭蚊方法更好？

灭蚊设施主要有人工灭蚊拍、电子诱（灭）蚊灯等。家庭中应以避免蚊虫飞入为主，人工扑打或器械杀灭为辅，如使用灭蚊拍、灭蚊灯等捕杀。

121. 如何选择灭蚊器？

一是各种各样的电蚊香。只要是正规厂家生产的合格产品，都是可以有效杀灭室内蚊虫的。二是光诱电子灭蚊器。其原理是通过特定波长的光线吸引蚊子，再利用电击等手段将其杀灭。考虑蚊子主要是通过二氧化碳确定袭击目标，而不是光线，这种灭蚊器的灭蚊效率不高。其他诸如纯天然灭蚊、超声波灭蚊之类的灭蚊方法尚无科学定论。

122. 电子驱蚊片对人体有害吗？

目前市场上的电子驱蚊片原理千差万别，质量也是良莠不齐。以避蚊胺（DEET）驱避剂为主要成分的驱蚊片是没有什么毒性的，只是建议婴幼儿慎用。

以化学杀虫剂为主要成分的“灭蚊片”，只要是正规厂家生产的合格产品对人体的伤害都在可控范围内。

123. 被蚊子咬了应该怎么办？

被蚊子咬了以后最直接的反应就是痒。痒是蚊子在吸血过程中引起的一种免疫反应，隔一段时间就会消退。当然挠痒可以，但千万不要挠破皮肤，以免感染。也可以使用含有冰片、薄荷、炉甘石等成分的止痒产品缓解痒的感觉，但是这些产品婴幼儿慎用。有过敏史的，要及时就医。

一旦挠破皮肤，可以使用碘伏、75% 医用酒精等皮肤外用消毒剂进行擦拭，避免感染。

124. 婴儿防蚊怎么做？

12 个月以下的婴儿，最好的防蚊措施就是物理防护。在家里如果有蚊子骚扰，应尽快将之杀灭，并妥善关好纱门纱窗。出门在外，尽量给婴儿穿长袖衣服，减少皮肤裸露面积，或者在婴儿车上加装蚊帐，避免被蚊子咬到。

125. 蝇类的种类有多少？生活习性如何？

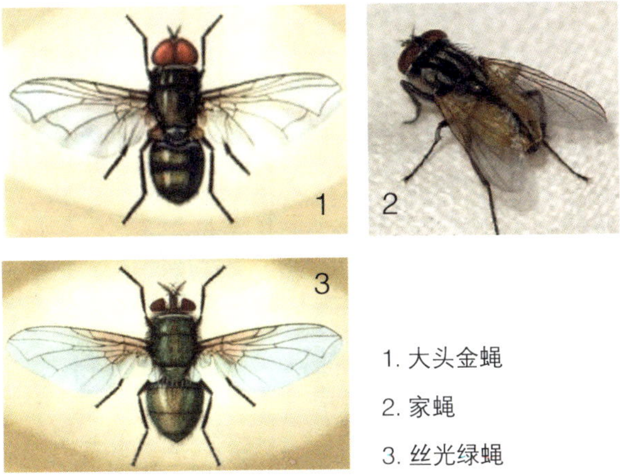

1. 大头金蝇
2. 家蝇
3. 丝光绿蝇

我国已知的有瓣蝇类超过 1 500 种，与人密切相关的蝇类不足 50 种。蝇类滋生于粪便、腐败物、垃圾中。食性杂且贪吃，香甜腥臭均为其所好。室内、室外、牲畜房均能栖息。气候上喜温暖，根据活动高峰季节可分为春夏型、盛夏型、夏秋型等。

126. 蝇类传播哪些疾病?

蝇类能够携带传播多种病原体，主要传播一些肠道传染病，如伤寒、霍乱、细菌性痢疾、甲型肝炎等，有些蝇蛆可寄生于人体伤口或某些器官引起蝇蛆病。

127. 苍蝇爬过的食物还能吃吗?

不能吃了。因为苍蝇身上携带有多种病原体，许多能经“粪—口”途径传播的疾病，都可以通过苍蝇携带传播。

128. 蝇类的防制方法有哪些?

俗话说：要有苍蝇飞，就找厕所、垃圾堆。说明垃圾、粪便都是蝇类滋生地，所以，一定要把环境卫生打扫得干干净净。此外，可以在重点场所加装防蝇、灭蝇设施，采用堆肥、闷杀等方法杀灭蝇蛆，采用拍打、粘蝇纸、捕蝇笼等方法杀灭成蝇，也可以通过滞留喷洒、空间喷雾等方法施用杀虫剂。

129. 家里怎么预防、消灭苍蝇？

首先管理好室内的蝇类滋生场所，如厨房、垃圾房、厕所等，避免吸引苍蝇。其次是规范使用纱门、纱窗、门帘、风幕机等防蝇设施，阻挡苍蝇进入。

灭蝇方法有如下几类：一是物理方法。例如拍打、粘捕、电击等。二是化学方法。用各类杀虫剂喷洒灭蝇。三是治本方法。搞好环境卫生。

130. 家庭用哪种方法灭蝇更好？

家庭中如非必要，尽量避免使用化学药物进行灭蝇。应以阻挡苍蝇飞入为主，人工扑打或器械杀灭为辅，如使用灭蝇拍、粘蝇纸等。灭蝇设施主要是指能够杀灭苍蝇的器械，如灭蝇灯、捕蝇笼、粘蝇纸（条）等。

131. 蟑螂有哪些习性？

凡是阴暗、湿热、不易受到惊扰，还有可取食的食物和水的地方，都有可能滋生蟑螂。而且蟑螂有聚居的习性，一旦有蟑螂滋生，不进行处理，蟑螂会越来越多。

蟑螂能够携带多种病原体，如痢疾志贺菌、金黄色葡萄球菌、铜绿假单胞菌、沙门氏菌等细菌，钩口线虫、绦虫、蛲虫、蛔虫等寄生虫卵，肝炎病毒、柯萨奇病毒、脊髓灰质炎病毒等病毒，黄曲霉菌、青霉菌等真菌。此外，蟑螂的分泌物、排泄物还可以引起人体过敏反应。

蟑螂吃过的东西人就不能吃了。蟑螂身上携带有多种病原体，许多能引起经“粪—口”途径传播的疾病。

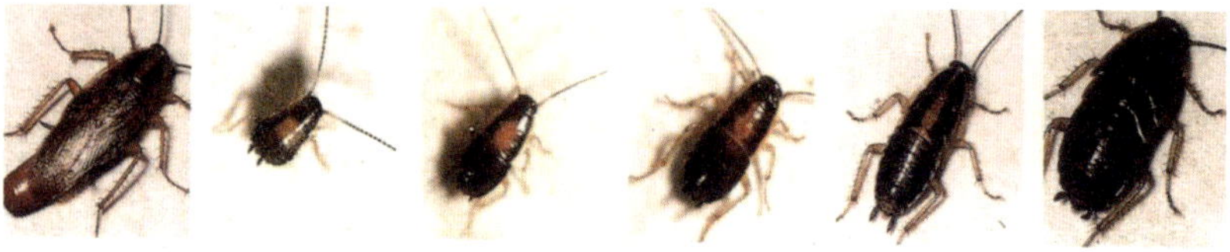

带有卵荚的德国蟑螂雌虫　1龄若虫　2龄若虫　3龄若虫　4龄若虫　5龄若虫

132. 如何防制蟑螂？

常言道：打不死的小强，指的就是蟑螂。其防制方法主要是环境治理，管理好食源、水源，定期清理垃圾，清除蟑螂滋生地。此外，可以采用堵洞抹缝，避免蟑螂迁入。或采用拍打、粘蟑纸、诱蟑器等方法杀灭蟑螂，也可以用化学杀虫剂喷洒或制成毒饵诱食等杀灭蟑螂。

133. 怎么防止蟑螂进入室内？

一是不给吃的。也就是管好食源、水源，管好垃圾。没有吃的，蟑螂就不来“串门”了。二是防止进入。也就是堵洞抹缝，封闭蟑螂进出的通道。三是避免带入。主要是防止蟑螂通过行李、货物以及快递和购物袋等外购物品一起进入室内。

蟑螂隐蔽性较强，平时很难发现。在厨房内，可着重检查水槽周边、暖气周边、垃圾桶周边、电器底下、橱柜角落、冰箱垫圈等部位，这些地方容易发现蟑螂或卵鞘、粪便等蟑迹。由于蟑螂常常夜间活动，爬行速度非常快，也可以夜间突然进入厨房查看。

134. 灭蟑胶饵怎么投放？

灭蟑胶饵应在蟑螂出没的场所进行小量多点投放。例如在水槽下、柜子角、垃圾桶沿边、地漏盖背面、地板（墙）砖缝隙等处投放点状（不大于绿豆大小）杀蟑胶饵。要定期检查，如果发现减少，及时补充。

135. 蟑螂为什么总是灭不完？

蟑螂是这个星球上演化最成功的生物之一，它们适应性强、繁殖力强，在室内环境中总能找到藏身繁衍的场所，所以若室内不注意环境卫生，不能管好食源、水源，垃圾乱扔，又有蟑螂的侵入通道，蟑螂大军总会源源不断地侵入室内的。

136. 蟑螂爬过的地方应该怎么消毒？

家庭中蟑螂爬过的地方可以进行一些预防性消毒措施。例如蟑螂爬过的地面、台面，可用浓度75%的酒精擦拭，或用有效氯含量为250毫克/升的含氯消毒剂（如5%的84消毒液按照1∶100比例配比）进行拖擦或喷洒处理，作用30分钟后再用清水去除消毒剂即可。

137. 发生蜱虫叮咬后应该如何处理呢？

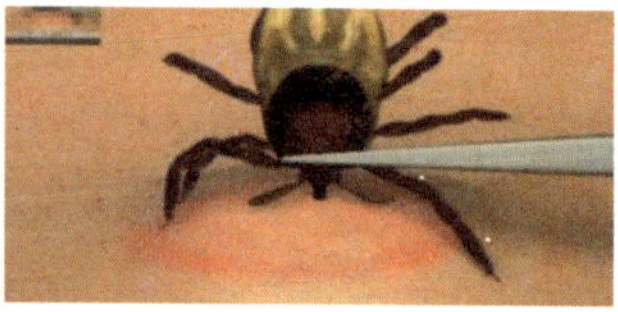
用弯头止血钳或者细头镊子夹住它的头部，尽量让止血钳和镊子头部贴近皮肤。

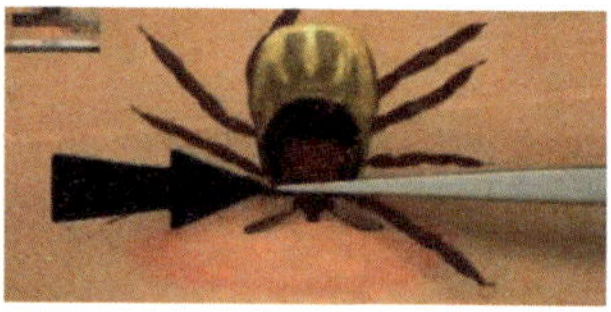
当皮肤的凸起达到最高并且蜱虫的头部还未断时，停止向上拔出保持当前状态 3 ～ 4 分钟。待蜱虫放松叮咬，再向上拔出。

蜱虫叮咬后切不可生拉硬拽，取的过程中注意不要把蜱的口器留在皮肤里，拔出后要对手和伤口做消毒处理。随时观察身体状况，如出现发热、叮咬部位发炎破溃及红斑等症状，请及时就医。

138. 如何避免蜱虫咬伤？

在蜱虫叮咬高发的春夏季，必须进入蜱虫密度高的树林和草丛时，应注意以下三个方面：（1）着浅色光滑的长衣长裤，并将袖口、领口、裤腿扎紧。（2）裸露的皮肤可喷涂含避蚊胺成分的驱避剂。（3）野外活动结束后仔细检查身体及衣服以防蜱虫附着或叮咬。

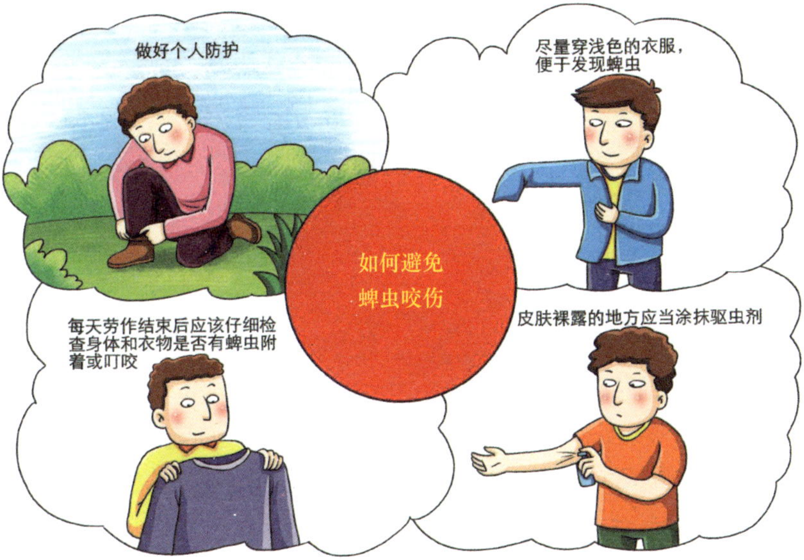
做好个人防护
尽量穿浅色的衣服，
便于发现蜱虫
如何避免
蜱虫咬伤
每天劳作结束后应该仔细检
查身体和衣物是否有蜱虫附
着或叮咬
皮肤裸露的地方应当涂抹驱虫剂

139. 毒蜘蛛咬伤后应如何处理?

毒蜘蛛有神经性蛋白毒，咬人后不痛，毒入人体内引起局部苍白或发红，出现荨麻疹。严重者，出现组织坏死，有头晕头痛、恶心呕吐、软弱无力、发热、谵妄、呼吸增快、出汗等全身症状，甚至导致虚脱、死亡。儿童的反应较强烈。毒蜘蛛咬伤后应立即在伤口近侧绑扎，然后及时到就近医院处理。

140. 毒蜂蜇伤后如何处理?

一是立即用手挤出毒液，或用食醋等弱酸性液体洗敷被蜇处。二是重症在伤口近心端扎止血带，每隔 15 分钟放松一次，结扎时间不宜超过 2 小时。三是尽快到医院就诊。